# PRÉCIS

DE

# GYMNASTIQUE RATIONNELLE

## DE PLAIN PIED ET A MAINS LIBRES

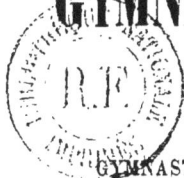

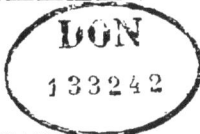

GYMNASTIQUE ÉDUCATIVE (SCOLAIRE ET MILITAIRE)

GYMNASTIQUE ATHLÉTIQUE

GYMNASTIQUE HYGIÉNIQUE DE CHAMBRE

## Par le Docteur Philippe TISSIÉ

PRÉSIDENT-FONDATEUR DE LA LIGUE GIRONDINE DE L'ÉDUCATION PHYSIQUE

INSPECTEUR DES EXERCICES PHYSIQUES DANS LES LYCÉES ET COLLÈGES
DE L'ACADÉMIE DE BORDEAUX

LAURÉAT DE L'INSTITUT (ACADÉMIE DES SCIENCES) ; DE L'ACADÉMIE DE MÉDECINE, ETC.

*ÉDITION REVUE & AUGMENTÉE*

*Illustrée de 260 figures et schémas, avec Planche hors texte.*

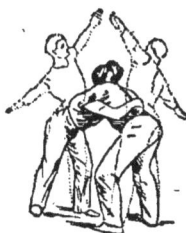

| PARIS | PAU |
|---|---|
| Ch. GAULON et Fils | Imprimerie GARET |
| 39, rue Madame. | 11, rue des Cordeliers. |

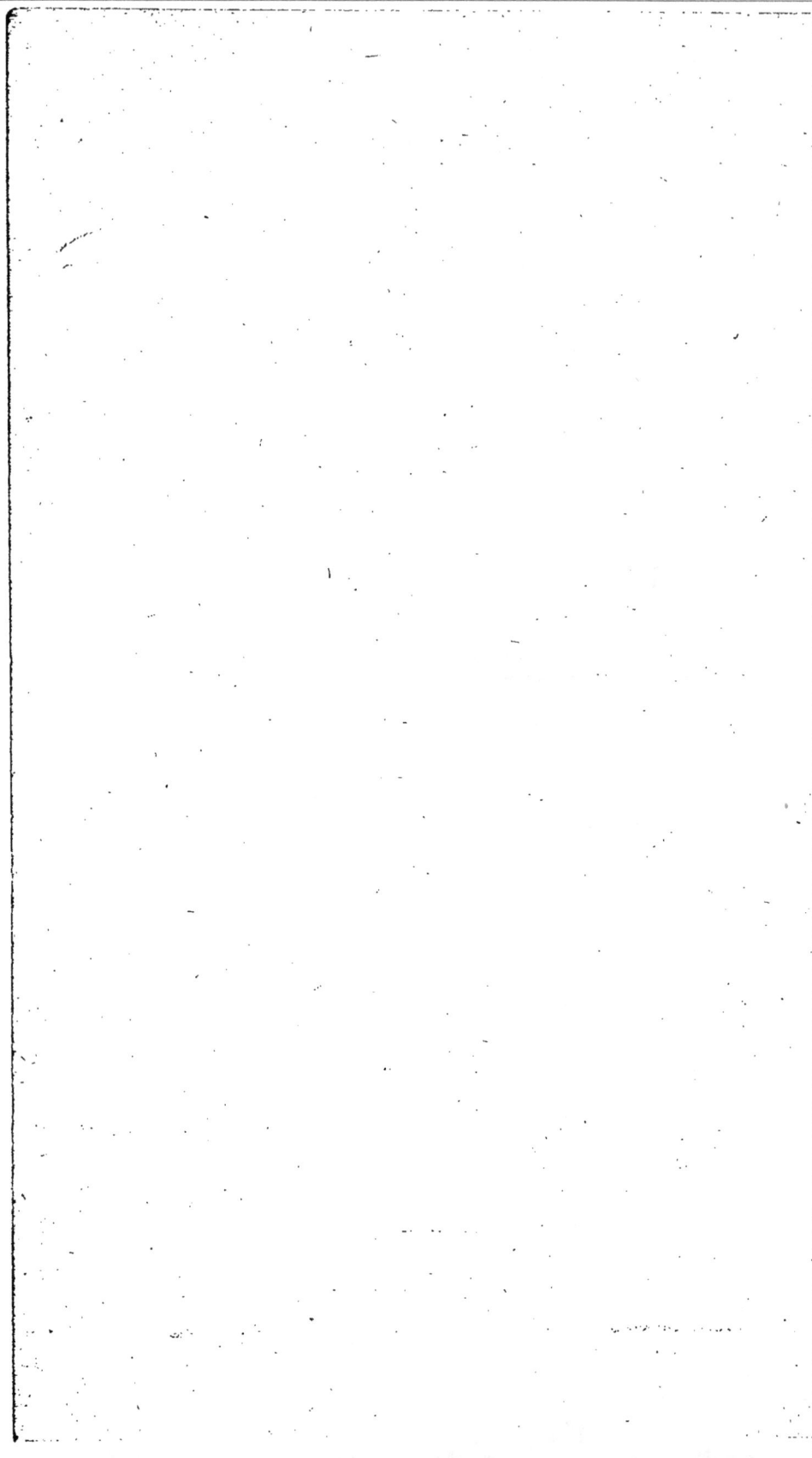

# PRÉFACE

L'œuvre que voici a été vécue avant d'avoir été écrite.

Ce *Précis de Gymnastique rationnelle* dont nous donnons une nouvelle édition, revue et très augmentée, est la conclusion pratique de faits observés par nous, au cours de nos inspections des Lycées et Collèges de l'Académie de Bordeaux ; de notre action directe sur les écoles primaires des deux sexes du département des Basses-Pyrénées et de la ville de Bordeaux ; de nos cours de gymnastique pédagogique pratiqués à l'École normale des Institutrices de Pau ; de nos observations prises tour à tour sur des athlètes dans leur entraînement aux exercices sportifs ; et sur des malades, dans leur traitement médical à notre clinique de gymnastique thérapeutique, à Pau ; ainsi que de nos expériences poursuivies dans l'armée.

Celles que nous avons faites au 18ᵉ régiment d'infanterie, à la Caserne Bernadotte, à Pau, avec l'autorisation du regretté colonel Rochet, commandant ce régiment, ont donné de bons résultats.

Chaque soldat, quotidiennement entraîné tous les matins, à la chambre même, avec les mouvements à mains libres ou avec le mobilier (lit, banc, table, planche à pain), utilisés comme points d'appuis, accumulerait ainsi, sans s'en douter et très facilement, des forces qu'il retrouverait à sa disposition dans la journée. Il suffirait pour cela que chaque officier et chaque sous-officier, aidé du médecin, fut vraiment instruit des choses de la gymnastique rationnelle.

Dans le Chapitre Iᵉʳ nous avons dit ce qu'est la *Machine humaine* mise en fonction physiologique, afin de bien fixer cette question vitale pour notre race.

Dans le Chapitre II nous avons exposé les principes de la *Gymnastique rationnelle* appliquée à cette même machine humaine en vue d'un meilleur rendement et indiqué la *Méthode* rationnelle pour atteindre le but.

Dans le Chapitre III nous établissons la *Répartition des mouvements* aux diverses régions du corps et leurs effets sur les grandes fonctions vitales : respiration, circulation, digestion, innervation, etc.

L'expérience nous ayant démontré qu'une des conditions du succès, pour l'application pratique de la méthode de gymnastique est le commandement bref et précis, facilement entendu et vite compris, afin d'être rapidement exécuté, nous avons opté en faveur du commandement court, synthétisé dans une *image*.

Cette terminologie *imagée* nous ayant donné des résultats pratiques et rapides, nous lui avons consacré une large place au Chapitre IV sous le titre : *Lexique du Commandement*.

Nous avons pensé qu'il est indispensable de signaler les *Fautes* commises le plus fréquemment afin de permettre de les corriger au fur et à mesure qu'elles se produisent. Nous avons donc placé à la suite de chaque mouvement décrit dans le *Lexique*, une indication des *fautes* dont ce mouvement peut être l'objet.

Nos dessins schématiques peuvent fournir des éléments à la composition de plusieurs leçons ; il suffit pour cela de distraire de chacune des parties tels ou tels schémas représentant tels ou tels mouvements d'une difficulté progressive d'exécution.

Dans le Chapitre V nous avons composé sept types de séances de gymnastique s'adressant aux divers âges. Ces séances comprennent :

     1° Un Cours élémentaire pour enfants de 7 à 10 ans ;
     2° Un Cours primaire pour enfants de 10 à 14 ans ;
     3° Un Cours secondaire pour adolescents de 14 à 18 ans ;
     4° Un Cours supérieur pour jeunes gens de 18 à 24 ans ;
     5° Un Cours athlétique pour adultes de 24 à 35 ans :
     6° Un Formulaire de mouvements à exécuter, au saut du lit, dans un dortoir de garçons ou de jeunes filles, après la toilette du matin, avant de se rendre à l'étude ;
     7° Un Formulaire de gymnastique de chambre.

Dans les *Conclusions* nous émettons quelques propositions sur l'Éducation physique : gymnastique et sport.

Puissions-nous avoir contribué à mieux faire comprendre ce qu'est vraiment la gymnastique éducative dans ses rapports avec le relèvement de la race, par l'application rationnelle d'une meilleure hygiène sociale basée sur la gymnastique physiologique respiratoire, et non sur l'émotivité acrobatique du sport aérien à poids lourd, aux agrès de suspension.

# PRÉCIS

## DE

# GYMNASTIQUE RATIONNELLE

———•◦•———

## CHAPITRE I".

## La Machine humaine.

————

L'Homme naît, vit et meurt dans un milieu aérien composé de 79 parties d'azote et de 21 parties d'oxygène.

Le cycle de la vie est contenu dans une *inspiration* initiale et dans une *expiration* finale.

Le premier muscle qui entre en fonction dans la vie aérienne est le diaphragme. Comme le cœur, il ne se repose jamais. La fonction fait l'organe ; l'organe facilite la fonction, d'où nécessité d'assurer le libre jeu du diaphragme dans tous les actes de la vie et surtout dans la nutrition gazeuse.

La nutrition gazeuse est assurée par l'absorption de l'oxygène et par l'expulsion de l'acide carbonique, produit des déchets de l'acte musculaire vis-à-vis des aliments carbonés et hydro-carbonés.

La vie est une oxydation. Cette oxydation est assurée par le jeu élastique des poumons et du cœur placés dans la cage thoracique, rendue élastique par ses articulations cartilagineuses.

L'homme est morphologiquement formé d'un tronc auquel sont adaptés deux segments ou trains ; le train inférieur, les jambes ; le train supérieur, les bras.

Le train inférieur, par sa structure anatomique, est fait pour mettre l'homme en relation avec ses semblables *par la marche*. C'est le train social ou altruiste. Il porte l'homme à l'infini. Le train supérieur, par sa structure anatomique, a son aire d'action restreinte à la longueur des bras. C'est le train individuel ou égoïste. Il est tributaire du train inférieur ; l'homme doit se porter avec les jambes vers l'objet avant de pouvoir le saisir avec les mains. D'où nécessité biologique et sociale de ne pas violenter la nature et de ne pas renverser l'ordre établi par elle, c'est-à-dire de ne pas faire produire au train supérieur le travail de force dévolu au train inférieur comme une gymnastique mal comprise l'a fait jusqu'à ce jour, avec les agrès de suspension.

Le tronc de l'homme est divisé en trois étages : 1° L'étage supérieur : la tête, étage psychique ; 2° L'étage moyen : la cage thoracique, étage mécano-chimique renfermant une pompe foulante, le cœur ; et une surface d'épandage, les poumons, possédant 809 millions et demi d'alvéoles dont la superficie, d'après Sée, est de 81 mètres carrés, soit 54 fois la surface cutanée, superficie sur laquelle passent constamment 2 litres de sang d'où se dégage l'acide carbonique pour la fixation de l'oxygène. Pour d'autres auteurs la superficie serait bien plus grande ; elle atteindrait 200 mètres carrés avec 1.700 à 1.800 millions d'alvéoles ; 2.000 litres de sang passeraient sur cette surface d'épandage dans les 24 heures ; 3° L'étage inférieur : l'abdomen, étage chimique, manutention aux vivres, avec la masse gastro-intestinale et les glandes. Un plancher voûté, le diaphragme, sépare l'étage moyen de l'étage inférieur ; ces deux étages *sont très élastiques*. L'étage supérieur est très rigide avec la boîte crânienne osseuse qui le constitue.

Tous les muscles qui prennent leur *point d'appui au-dessus* du diaphragme sont des muscles *inspirateurs* pour le soulèvement des côtes de bas en haut ; tous les muscles qui prennent leur *point d'appui au-dessous* du diaphragme sont des muscles *expirateurs*, pour l'abaissement des côtes de haut en bas.

Les muscles inspirateurs, en soulevant les côtes, élargissent le pourtour périphérique de la coupole formée par le diaphragme ; ils soulagent ainsi le jeu de la voûte diaphragmatique ; celle-ci peut d'autant *plus* s'abaisser qu'elle trouve une résistance antagoniste *moins* grande dans son pourtour périphérique.

Les muscles expirateurs, en abaissant les côtes, resserrent le pourtour périphérique de la coupole diaphragmatique ; ils violentent ainsi le jeu de la voûte du diaphragme ; celle-ci peut d'autant *moins* s'abaisser qu'elle trouve une résistance antagoniste *plus* grande dans son pourtour périphérique.

Dans l'élévation des bras, *les pieds reposant* sur le sol,

la voûte diaphragmatique joue au maximum, en inspiration. Mais dans cette même élévation des bras, quand le corps est suspendu *au-dessus* du sol, le diaphragme est à peu près immobilisé par le contre-poids fait par le corps suspendu ; ce poids attire les côtes de haut en bas, le bénéfice du soulèvement des côtes par l'extension des bras de bas en haut est nul. La meilleure attitude respiratoire est celle de la suspension par les mains, le bout des orteils touchant le sol. On peut ainsi, par un jeu de bascule établi entre les orteils et les bras soulevés, favoriser le jeu de la voûte diaphragmatique, en soulageant les points d'insertion périphérique du diaphragme.

Tous les exercices de soulèvement du corps, *au-dessus* du sol *à la force des bras*, modifient le jeu diaphragmatique ; ils sont congestifs parce que pour soulever le corps, la cage thoracique est transformée en manchon à air comprimé. Le point d'appui est pris au sommet de la cage thoracique, *élastique*, renfermant deux organes *élastiques*, le cœur et les poumons. Leur *élasticité* ne doit jamais être violentée parce qu'elle constitue la vie elle-même.

Tous les mouvements localisés *au-dessus* du diaphragme ont une *fonction respiratoire d'ordre mécanique*, par soulèvement de la cage thoracique. Tous les mouvements localisés *au-dessous* du diaphragme ont une *fonction respiratoire d'ordre chimique*, en provoquant des échanges gazeux plus profonds. Le travail chimique existe dans les muscles sus-diaphragmatiques, mais la caractéristique de ces muscles est leur fonction mécanique de soulèvement des côtes pour le plus grand développement du champ respiratoire, en vue d'une irrigation sanguine plus grande et plus active, provoquée par le travail des muscles sous-diaphragmatiques. Les sports qui actionnent le train inférieur et qui facilitent le jeu extenseur du train supérieur au diaphragme sont les meilleurs exercices de plein air. La gymnastique rationnelle a pour effet d'établir la fonction mutuelle des deux trains, en vue d'une plus grande irrigation pulmonaire.

Chaque soulèvement du corps au-dessus de la terre établit un antagonisme entre les deux centres de gravité : celui du corps et celui de la terre.

Dans la lutte entre ces deux centres de gravité, la victoire est toujours remportée par le centre de gravité terrestre.

L'homme est soumis à la loi de la pesanteur, il est attiré vers le centre de la terre. Le centre de gravité de la tête, du tronc et des bras, formant un tout rigide, se trouve placé au niveau du bord antérieur de la face inférieure de la *onzième vertèbre dorsale*. La verticale abaissée du centre de gravité passe en arrière de la ligne qui réunit les deux articulations coxo-fémorales. (LANDOIS.)

La partie la plus charnue du corps, celle qui est la plus développée musculairement est la partie inférieure placée *au-dessous* du centre de gravité, c'est-à-dire au-dessous de la onzième vertèbre dorsale. Les muscles forment 45 °/. de la masse totale du corps. Les 2/3 environ des 45 °/. sont localisés à la partie inférieure et le 1/3 à la partie supérieure du corps. Le poids le plus lourd étant situé *au-dessous du centre de gravité*, l'équilibre du corps est ainsi mieux assuré dans la station debout.

Comparant le chargement du corps humain à la cargaison d'un navire, on peut dire que son chargement est placé au-dessous de la ligne de flottaison.

Le corps humain étant articulé, la pesanteur agit sur chacune de ses articulations qu'elle attire vers le centre de la terre.

Tous les muscles placés en *dehors* de l'angle externe de chaque articulation, formée par les segments, sont des muscles *extenseurs*, antagonistes de la pesanteur et redresseurs bout à bout des segments articulaires. Ces muscles doivent être entraînés, parce qu'ils fixent le corps dans la station verticale, *la meilleure pour le plus grand jeu du diaphragme et pour les échanges gazeux les plus profonds*. La gymnastique rationnelle de développement doit surtout s'appliquer à développer les extenseurs.

Les muscles fléchisseurs sont placés *en dedans* de l'angle *interne* de chaque articulation. Ils subissent la pesanteur, tendant toujours à plier les segments articulaires les uns sur les autres, à la façon d'un mètre articulé, décimètre par décimètre.

Le corps humain est composé des bras de levier du 1ᵉʳ et du 3ᵉ genre. Levier *interrappui* dans le 1ᵉʳ genre (type balance) ; levier *interpuissant* dans le 3ᵉ genre (type grue à mâter).

Le levier du 3ᵉ genre, *interpuissant*, met en fonction les bras, les jambes, le tronc jouant sur le bassin.

Les leviers appartiennent à la mécanique. La fonction des leviers humains est régie par les lois de la mécanique.

La partie la plus essentielle du levier est placée à son *point d'appui*. « Donnez-moi un point d'appui, disait Archimède, je soulèverai le monde. » Dans les leviers humains, le point d'appui est placé aux articulations. Dans la station *debout* (levier du $1^{er}$ genre), il est placé à la plante des pieds. Par la fixation et l'immobilisation des segments articulaires, le point d'appui pris sur le sol est reporté à l'articulation qu'on veut mettre en fonction. Cette préparation est nécessaire à tout mouvement rationnel articulaire. En gymnastique suédoise, cette fixation s'appelle : *Position fondamentale,* prise en forme pure sur un des deux grands segments du corps : les jambes ou le tronc.

La valeur du travail du levier est en raison directe de la valeur du *point d'appui,* d'où nécessité, en gymnastique rationnelle, de bien fixer le point d'appui du levier mis en action par le muscle *(puissance)* et de bien connaître la valeur du jeu *articulaire (point d'appui),* par rapport à la *résistance* du segment.

La *puissance* musculaire est fonction de la *résistance* segmentaire, augmentée du poids supplémentaire volontairement ajouté au bras de levier (haltère, opposant élastique ou humain, etc.). La *puissance* musculaire et la *résistance* segmentaire sont fonction du *point d'appui* du levier.

Le déplacement du centre de gravité du corps, en dehors du plan vertical (qui passe en arrière de la ligne réunissant les deux articulations coxo-fémorales), déplace un poids *qu'il faut savoir utiliser.*

Toute gymnastique, quelle qu'elle soit, doit être respiratoire et ne jamais violenter le libre jeu des poumons. Tous les mouvements doivent avoir pour effet le développement de la cage thoracique pour mieux faciliter le jeu pulmonaire et élargir le champ d'épandage, en vue des échanges gazeux.

« *Il n'y a pas d'hypertrophie cardiaque de croissance,* dit M. le professeur Huchard, *il n'y a que des cœurs gros par insuffisance de développement thoracique* »... A poitrine aplatie, cœur gros ; à poitrine élargie, cœur normal. Le développement rationnel de la cage thoracique s'obtient par le jeu plus grand des six premières côtes. Celles-ci ont une grande influence sur le rétrécissement supérieur de la cage thoracique surtout chez les malingres d'origine respiratoire. La soudure des six premières côtes au sternum est établie par des segments cartilagineux très courts et par cela même moins élastiques que les segments très allongés qui vont du sternum de la septième à la dixième côtes en formant de longues branches cartilagineuses. Cette structure anatomique a sa raison biologique, elle est très élastique aux dernières côtes afin de donner un appui élastique au diaphragme ; elle est très peu élastique aux premières côtes parce que la partie supérieure du thorax doit donner un point d'appui rigide à l'anneau musculo-osseux scapulo-claviculaire servant de point d'appui aux bras, leviers du troisième genre *(Fig. 1 et 2)*. Une bonne gymnastique respiratoire rationnelle doit donc s'appliquer à entretenir

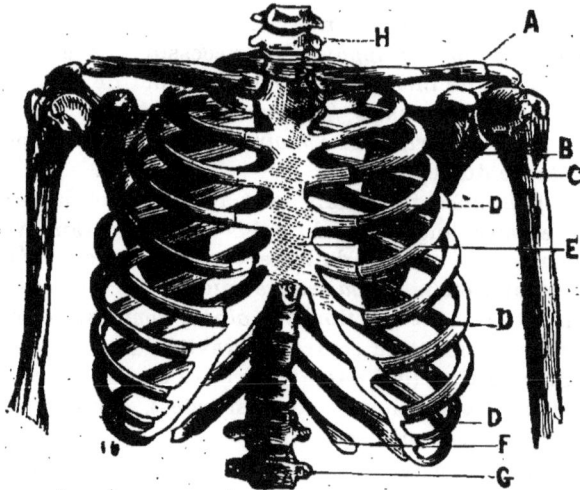

*Fig. 1.*

**CAGE THORACIQUE**

A) *Clavicule.* — B) *Omoplate.* — C) *Humérus.* — DDD) *Côtes.*
E) *Sternum.* — F) *Fausse Côte.*
G) *Vertèbre lombaire.* — H) *Vertèbre cervicale.*

l'élasticité des articulations costales thoraciques supérieures afin de faciliter une circulation plus active aux sommets des poumons, siège des congestions. Elle doit libérer le cœur qui sans cela s'hypertrophie en battant dans une poitrine à cloisons resserrées.

Le cœur dans ce cas peut être comparé à un pendule dont les oscillations augmentent de rapidité en raison inverse de leur amplitude.

Le cœur, dans les exercices physiques, bat d'autant plus vite et plus fort qu'il est plus opprimé. Des manœuvres spéciales et délicates agissant sur chaque point d'appui costo-vertébral, associées à des mouvements des bras et de la ceinture musculaire abdominale, développent très rapidement et très complètement la cage thoracique. Toute la difficulté consiste à savoir mettre en fonction antagoniste les muscles *inspirateurs sus-diaphragmatiques* et les muscles *expirateurs sous-diaphragmatiques* en fixant leur point d'appui. L'application rationnelle du mouvement est une science très délicate et toute nouvelle.

C'est une erreur de croire que le muscle est le premier facteur du mouvement. Par ordre de valeur fonctionnelle intrinsèque vient en première ligne : 1° le système nerveux ; puis viennent 2° le système

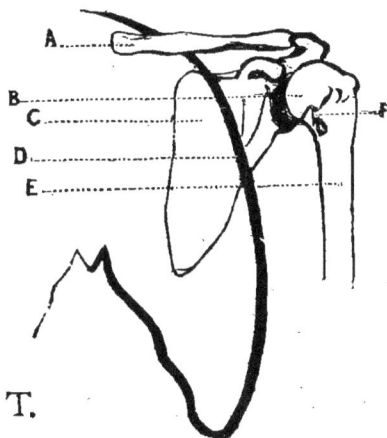

Fig. 2.

ARTICULATION SCAPULO-HUMÉRALE

Schéma de l'articulation de l'humérus au thorax par le système de pince formé en avant par la clavicule et en arrière par l'omoplate.

A) *Clavicule.* — B) *Tête de l'humérus.* — C) *Omoplate.* — D) *Cage thoracique.* — E) *Humérus.* — F) *Cavité glénoïde.*

respiratoire ; 3° le système circulatoire ; 4° le système digestif ; 5° le système articulaire et osseux et 6°, en dernière ligne, le système musculaire. Le dynamisme du muscle, constitué par son élasticité, sa tonicité et sa contractilité ne provient pas tant du muscle lui-même que 1° du système nerveux, par l'influx neurique ; 2° de la respiration, par l'oxygénation du sang ; 3° de la circulation, par l'apport du plasma sanguin ; 4° de la digestion, par l'apport des matériaux plastiques ou combustifs, azotés et hydro-carbonés ; 5° du système articulaire et osseux, par les points d'appui des leviers aux articulations et par la rigidité osseuse des bras de leviers eux-mêmes. Le muscle est un agent de force ; il n'est pas la seule force. En éducation physique, c'est encore ce qu'on ne voit pas qui est la vérité, et ce qu'on voit, qui est l'erreur.

C'est donc commettre une faute de ne voir en gymnastique que du muscle en fonction et se condamner ainsi à errer perpétuellement. Il faut surtout voir l'innervation et la respiration, celle-ci domine toute la vie.

Dans le système musculaire, c'est encore à un muscle qu'on ne voit pas : le *diaphragme* qu'est dévolue la fonction dynamique vitale principale. C'est pourtant ce muscle qu'on violente depuis cent ans avec la gymnastique de suspension aux agrès : trapèze, anneaux, barres fixes, barres parallèles, etc. C'est encore sur le jeu de ce muscle que la nouvelle école, dite « éclectique », apporte une attention trop superficielle.

Il ne faut jamais perdre de vue, en gymnastique rationnelle, que la *circulation de retour,* c'est-à-dire la circulation veineuse et lymphatique est fonction de la respiration. Cette circulation est basée sur le principe des vases communicants par changement alternatif de la pression dans les poumons où, dans l'inspiration, la pression est négative. La circulation d'aller, c'est-à-dire la circulation artérielle, est assurée par la pression mécanique du piston d'une pompe. Le ventricule gauche et le ventricule droit refoulent le sang. Le cœur n'est pas une pompe *aspirante ;* il ne possède aucun organe d'aspiration, aucun système de lèvres pour sucer. La montée du sang de retour est produite par quatre forces : 1° La *vis à tergo,* constituée par le refoulement en avant, dans les capillaires, du sang veineux par le sang artériel ; 2° la contraction musculaire qui agit sur les capillaires ; 3° les valvules sigmoïdes des veines qui empêchent le sang de revenir en arrière, formant un système de cloisons étanches ; 4° le jeu du thorax en *inspiration* augmentant la surface du champ pulmonaire, où s'épand plus facilement le sang de retour, attiré par une pression moins grande, d'après le principe des vases communicants. Cette pression pulmonaire, diminuée dans l'inspiration, amoindrit d'autant la pression dans le ventricule droit ainsi soulagé. Toute aspiration est basée sur la rupture de l'équilibre de l'air par pressions barométriques différentes. Comme il n'y a pas d'air dans le sang, le cœur ne peut être une pompe aspirante, il n'est donc qu'une pompe refoulante.

La gymnastique respiratoire produit un triple effet. A *chaque mouvement du diaphragme* se produisent : 1° un effet *chimique* par l'hématose ; 2° un effet *physique,* par la circulation de retour qui étant favorisée, facilite ainsi une plus grande circulation d'aller ; 3° un effet *mécanique,* par l'action massothérapique du diaphragme sur la masse gastro-intestinale : estomac, foie, rate, intestin, vessie, annexes féminins, etc. Ces trois effets de la gymnastique respiratoire ont une répercution profonde sur la nutrition générale et particulièrement sur l'abdomen. Beaucoup d'auto-intoxications sont d'origine nutritive, beaucoup de cas de neurasthénie, de folie, etc., sont provoqués par des auto-intoxications gastro-abdominales. On déraisonne avec son ventre déséquilibré. Tel est un des secrets des bienfaits hygiéniques, médicaux, pédagogiques et sociaux de la gymnastique respiratoire.

L'attitude verticale de la colonne vertébrale est la meilleure pour le jeu diaphragmatique. Cette attitude ne peut être prise que grâce à la solidité des muscles extenseurs du massif lombaire, d'où nécessité absolue, pour faciliter la meilleure respiration, de fortifier les muscles lombaires, dorso-lombaires, dorsaux et cervicaux. L'attitude verticale de la colonne vertébrale ne peut être obtenue qu'à la condition de placer le tronc sur un point d'appui solide. Ce point d'appui est l'articulation coxo-fémorale. Celle-ci repose sur les jambes qui sont articulées au genou et au cou-de-pied, d'où nécessité de fixer le cou-de-pied et les genoux et le bassin pour bien respirer, dans la position debout.

Les muscles de la ceinture abdominale ont une action antagoniste sur le jeu du diaphragme en même temps qu'ils agissent sur la masse intestinale, d'où nécessité de les développer, surtout chez la femme, en vue de leur fonction particulière dans la gestation.

Il existe un antagonisme entre la respiration et l'attention forcées ; entre la *musculation* et la *cérébration.* Savoir respirer, c'est savoir travailler cérébralement. Un bon pédagogue doit savoir utiliser tour à tour la respiration et l'attention forcées, en les opposant l'une à l'autre, afin de donner, par ce jeu antagoniste, plus d'élasticité au cerveau et aux poumons de l'enfant.

Les mouvements respiratoires pour la détente psychique doivent être introduits dans l'enseignement intellectuel et appliqués au cours même d'une leçon ou d'une étude tant soit peu laborieuse.

La gymnastique de développement et d'assouplissement est basée sur des lois scientifiques ; elle est créatrice de la beauté. Elle a une action sur la volonté et sur le caractère par l'obligation que l'on s'impose de vaincre tous les jours des difficultés souvent sérieuses ; ou bien la paresse, toujours mauvaise conseillère. Cette gymnastique est une école de la volonté à longue échéance.

Les sports surtout, en provoquant une action plus intense et plus virile, agissent directement sur la nutrition générale en même temps que sur la volonté et sur le caractère. Le sport est le complément indispensable de la gymnastique de développement. Celle-ci est à l'éducation physique ce que sont les exercices d'assouplissement des doigts, par les gammes, à l'exécution des partitions qui constituent le sport, en musique.

L'éducation physique comprend : 1° la gymnastique rationnelle de développement ; 2° la gymnastique d'application sportive avec les jeux et les sports. La gymnastique de développement est surtout somatique ; la gymnastique d'application est surtout psychique.

La gymnastique éducative est basée sur l'analyse par la raison ; le sport est basé sur la synthèse par l'émotivité. Le sport procède ainsi de la gymnastique. Celle-ci doit rationnellement passer avant le sport comme l'analyse passe avant la synthèse. Comme il est plus facile à l'homme de s'émouvoir par impulsion que de raisonner par inhibition, le jeu et les sports ont plus d'attrait que la gymnastique. C'est pourquoi on sacrifie aux exercices de suspension aux agrès qui ne sont pas de la gymnastique mais qui sont du sport aérien à poids lourd le pire de tous pour la respiration. D'autre part, le sport frappe au cœur chez les sujets à poitrine rétrécie ; il frappe au cerveau chez les héréditaires nerveux *qu'il fatigue*, d'où la neurasthénie par abus des sports. C'est la « *chute sportive* » des Anglais.

Les lois mécaniques qui régissent la gymnastique rationnelle de développement ne sont pas les mêmes pour les sports. *La gymnastique est basée sur la division quantitative et qualitative du travail physique, par articulation et par groupes musculaires, d'après leur fonction et leur importance. Cette division a pour principe la loi chimique de l'hématose qui régit la nutrition gazeuse ; et la loi mécanique de la pesanteur qui régit la fonction des bras de levier.* Tout mouvement de gymnastique y est réglé et exécuté d'après des *angles* et des *plans* de géométrie biologique en vue d'une plus grande hématose. La gymnastique rationnelle de développement est une science exacte. C'est même une science très difficile à posséder parce qu'elle s'appuie sur l'anatomie, la physiologie, la chimie biologique, la mécanique, l'esthétique, la psychologie, la pédagogie et la sociologie.

Dans les sports, aucun mouvement n'est scientifiquement réglé, chaque muscle ou groupe musculaire agit à sa fantaisie, d'après la puissance de son développement naturel.

Le saut est l'exemple d'un exercice de gymnastique sportive pouvant se transformer en un exercice de gymnastique rationnelle de développement, selon qu'on fixe ou non le centre de gravité du corps.

Les exercices aux agrès de suspension : trapèze, anneaux, barres fixes, etc., etc., dans lesquels on ne peut localiser le travail en établissant une position fondamentale-base, appartiennent au *sport aérien à poids lourd*. C'est pourquoi les Sociétés de gymnastique actuelles sont des Sociétés sportives *à type aérien*, et point du tout des Sociétés de gymnastique au sens exact du mot. Elles utilisent un système d'éducation défectueux, qui ne développe pas rationnellement le corps d'après le travail *quantitatif* et surtout *qualitatif*. Tout est abandonné au hasard et au moindre effort qui veut que les groupes musculaires les plus forts travaillent et que les muscles les plus faibles se reposent. Ce système est nul au point de vue du développement de la volonté et du caractère. Il provoque le goût de la parade. Il exalte le sot orgueil de l'exhibition en plaçant en vedette, *au-dessus* de la foule ignorante et inférieurement émotive, un sujet, que la nature a spécialement construit pour les exercices de suspension aux agrès car tous ces sujets sont petits et trapus, aux jambes courtes et maigres.

L'homme est fait pour vivre sur terre et non dans les arbres. Il ne possède pas, comme le singe, quatre mains ni une queue, cinquième main, pour s'accrocher en l'air. L'homme est charpenté pour marcher. La solidité de l'articulation du bassin est faite pour supporter le poids lourd du tronc où tout est élastique, cage thoracique et abdomen, cœur, poumons, diaphragme, intestins, etc.

La gymnastique aux agrès de suspension violente cette élasticité ; elle entre en lutte contre la physiologie et contre les principes mêmes de la vie. Les jambes du marcheur qu'est l'homme sont sacrifiées aux bras du grimpeur qu'est le singe. Elle enraie la circulation de retour en rétrécissant l'aire du champ d'épandage pulmonaire, elle congestionne, elle asphyxie, elle déforme.

Cette fausse conception de la gymnastique la fait considérer encore comme un excellent moyen d'amuser la foule aux heures des réjouissances publiques. La gymnastique est ainsi devenue un numéro sensationnel des fêtes populaires ; elle a dégénéré forcément en exhibitions, obligée qu'elle est, pour se maintenir et pour intéresser la foule, de recourir à l'acrobatie et au phénoménisme.

C'est surtout le peuple, par l'ouvrier, qui participe à ces exhibitions, comme exécutant. C'est le peuple, c'est l'ouvrier qui fournit à la société la machine humaine qui doit produire le travail nécessaire à la vie de la Nation. Il y a donc intérêt majeur à rendre cette machine productrice le plus forte et le plus résistante possible par une bonne méthode de développement et d'entraînement physiques, afin de donner au peuple qui peine un pouvoir d'action et de vie plus grand. On a tout fait en gymnastique pour atténuer ce pouvoir, dont l'alcool, l'avarie, la tuberculose, les logements insalubres, etc.... diminuent le rendement. Alors que par une bonne méthode d'éducation physique on relèverait la race, une fausse conception nationaliste nous fait rejeter le remède suédois en faveur du poison allemand.

La gymnastique n'est pas un art d'agrément ; elle est l'art de la vie par la santé et par la beauté ; elle est une des branches les plus importantes de l'hygiène publique. Sa place sociale est au foyer, à l'école, à la caserne et à l'hôpital, et non au cirque. Sa fonction est avant tout physiologique, psychique et sociale. Elle est sérieuse comme la vie elle-même, dont elle est une des premières fonctions.

Il y a nécessité absolue à unifier l'application de l'éducation physique au foyer, à l'école et à la caserne. Une même méthode doit être imposée avec les mêmes procédés et les mêmes formules dans les sociétés de gymnastique, dans l'école et dans l'armée. Les sociétés de gymnastique ne sont que des œuvres intermédiaires. Les deux seules grandes institutions sociales sont l'École et la Caserne. L'armée, avec le service restreint, a besoin de recevoir dans ses rangs des recrues débourrées. *Ce débourrage doit commencer de bonne heure, à l'école, dès l'âge de sept ans.*

Il ne peut être pratiqué rationnellement que par l'instituteur et par l'officier, c'est-à-dire *par les deux seuls pédagogues que la Nation* investit d'une responsabilité vis-à-vis du Pays. L'école est le vestibule de la caserne. Une méthode sûre d'éducation physique s'impose. Elle ne peut être basée que sur la science.

Une expérience poursuivie pendant cent ans, en Suède, prouve que la méthode de Ling est excellente. Il faut en adopter les principes. C'est d'après ces principes que nous avons rédigé le présent ouvrage.

Le rôle des sociétés de gymnastique n'est pas de former des hommes, mais de continuer l'entraînement de l'adolescent, de sa sortie de l'école jusqu'à son entrée dans l'armée. Son rôle est post-scolaire. Il est désirable que les sociétés de gymnastique modifient leurs programmes et deviennent des sociétés d'éducation physique en ajoutant le sport éducatif à la gymnastique rationnelle de développement, d'après la méthode de Ling.

Les sociétés sportives doivent s'entraîner à la gymnastique rationnelle.

La Ligue Girondine de l'Éducation physique que nous avons fondée, en 1888, et qui nous a servi de champs d'expériences *vécues sur nature*, est entrée dans la voie nouvelle en prenant l'enfant à l'école et en le menant, adolescent, jusqu'au régiment par des sections post-scolaires d'instruction militaire, de jeux et de sports. Les résultats qu'elle a remportés sont probants.

L'expérience poursuivie dans le Sud-Ouest de la France a bien réussi. Il y a tout intérêt à la reprendre et à l'étendre sur tout le pays. C'est comme contribution à cette œuvre nationale que j'ai composé ce *Précis de gymnastique*. Il peut être utilisé par l'officier à la Caserne ; par l'instituteur à l'École ; et par la mère, au Foyer.

# CHAPITRE II

## La Gymnastique rationnelle de développement.

____

### Plan d'une Leçon de Gymnastique.

L'établissement d'un plan de leçon de gymnastique est fort laborieux. C'est au plan d'une leçon qu'on reconnaît la valeur du professeur. Jusqu'à ce jour aucun plan n'a été établi dans les leçons, pour l'application du mouvement physique. Il m'a donc paru nécessaire de fixer les grandes lignes qui pourront servir, à un moment donné, aux maîtres chargés de l'enseignement physique.

Toute leçon de gymnastique rationnelle comporte *douze parties* ainsi divisées par ordre de succession physiologique :

I. — ENTRÉE : Mise en place et mouvements d'ordre à l'arrivée pour la mise en train du corps par des exercices de marche et de respiration. Dans cette première partie on groupe, en quelques minutes et très succinctement, tous les mouvements qu'on va ensuite faire spécialement exécuter. Cette partie est un résumé abrégé de la leçon. On reprend ensuite, région par région, pour les localiser aux segments, tous les exercices de la leçon type. On provoque ainsi une mise en train générale en vue d'effets particuliers et plus intenses à produire.

II. — Mouvements de Tête.

III. — Mouvements des Bras.

IV. — Mouvements des Jambes.

V. — Mouvement du Tronc, région postérieure.

VI. — Mouvements du Tronc, région antérieure.

VII. — Mouvements du Tronc, régions latérales, droite et gauche.

VIII. — Mouvements du Tronc, de torsion abdominale, droite et gauche.

IX. — Mouvements généralisés et combinés en équilibre : 1° Stable ; 2° Instable.

X. — Mouvements provoquant l'excitation de la respiration et de la circulation par l'essoufflement et par les battements de cœur.

XI. — Mouvements provoquant la sédation de la respiration et de la circulation par l'accalmie de l'essoufflement et par le repos du cœur.

XII. — Sortie : Mouvements de mise en place et d'ordre pour le départ.

## Division du travail musculaire.

La valeur du mouvement en gymnastique rationnelle dépend de la division du travail musculaire. Cette division comprend une partie *statique* et une partie *dynamique*.

La partie statique est constituée par la *Position fondamentale*. La partie dynamique comprend : 1° la *Force* ; 2° la *Durée* ; 3° le *Rythme* ou *Rapidité* ; 4° la *Répétition* et 5° la *Combinaison* des mouvements.

Ces cinq facteurs n'ont de valeur que par la Position fondamentale ; de même, la Position fondamentale n'a de valeur que par ces cinq modes du travail musculaire.

On ne peut dissocier le statique du dynamique car, sans la Position fondamentale, la Force, la Durée, le Rythme, la Répétition et la Combinaison peuvent appartenir à tous les exercices physiques rationnels ou irrationnels et, d'autre part, sans ces facteurs, la Position fondamentale n'a aucune raison d'être.

Voici un exemple par comparaison : Dans un moulin à vent la Position fondamentale statique est constituée par le corps du bâtiment. La partie dynamique comprend les mouvements des ailes agissant en Force, Durée, Rythme, Répétition et Combinaison. Il en est de même pour l'homme actionnant ses bras (ailes du moulin) sur son corps immobilisé (bâtiment du moulin).

## I. — Partie Statique.

**Position fondamentale.** — La position fondamentale est la fixation de l'un des deux grands segments du corps : les jambes ou le tronc, ceux-ci étant *immobilisés* dans une attitude initiale déterminée et *recherchée d'avance*. Cette attitude sert de point d'appui rigide au jeu des articulations, *mobilisées* en vue d'un effet physiologique recherché sur une ou sur plusieurs fonctions vitales qui sont par ordre de valeur : la respiration, la circulation, la digestion, l'innervation, les articulations, la musculation, etc.

*Cinq* positions fondamentales sont fournies par les deux grands segments : les jambes et le tronc.

**Positions fondamentales fournies par :**

LES JAMBES.. { 1° *Debout*, avec point d'appui pris sur les *pieds*, dans l'attitude *Fixe* ;
2° *A genoux*, avec point d'appui pris sur les *genoux* ;

LE TRONC.... { 3° *Assis*, avec point d'appui pris sur le *bassin* ;
4° *Couché*, avec point d'appui pris sur le tronc ou sur les jambes, selon que le tronc ou les jambes sont immobilisés en vue du travail de l'un ou de l'autre de ces deux segments ;
5° *Suspendu*, au-dessus du sol, avec point d'appui des jambes pris sur le tronc, les bras tendus au-dessus de la tête, les mains accrochées à un appui fixe, rigide et immobile.

POSITIONS FONDAMENTALES DÉRIVÉES ET ANNEXES. — Des positions fondamentales dérivées, sous-dérivées, annexes ou sous-annexes s'établissent sur les cinq positions fondamentales-bases.

POSITION FONDAMENTALE DÉRIVÉE : *Jambes.* — On appelle position fondamentale dérivée la position que prennent les jambes quand elles s'ouvrent ou s'écartent en *fente.* Cet écartement constitue une position *dérivée* de la position en *Debout équerre* ou en *Fixe*, jambes unies.

POSITION FONDAMENTALE SOUS-DÉRIVÉE : *Jambes.* — La jambe ouverte en fente est pliée au genou (fente de l'escrime). Le crochet formé par la jambe ainsi pliée constitue une *sous-dérivée* de la *dérivée : fente,* jambe tendue.

Toutes les positions des jambes sont des dérivées ou des sous-dérivées de la position *fondamentale-base : Fixe,* jambes unies.

Dans *A Genoux*, les deux genoux peuvent être écartés, ou bien un genou peut être relevé en avant formant un angle droit en *crochet*, le pied reposant sur le sol par sa plante, tandis que l'autre jambe est maintenue en position fondamentale de *A Genoux*, etc. La position dérivée est dans les genoux écartés ; la position sous-dérivée est dans le genou relevé en avant, à angle droit.

POSITIONS FONDAMENTALES ANNEXES ET SOUS-ANNEXES. — Au bassin *(point d'appui)* est adapté le tronc maintenu en équilibre sur l'articulation coxo-fémorale. Toutes les articulations placées *au-dessus* des jambes sont des systèmes articulaires *annexés* aux jambes. Ils jouent ainsi, *par annexion* du mouvement, sur la base fondamentale des deux jambes, fûts de colonne rendus rigides par la fixation de l'articulation du cou-de-pied et du genou. Le jeu de la tige rigide formé par la colonne vertébrale *immobilisée par les muscles extenseurs cervico-dorso-lombaires* est celui d'un levier du 3ᵉ genre, *interpuissant.* Si les muscles cervico-dorso-lombaires ne sont pas immobilisés, on se trouve en présence du levier de la station (1ᵉʳ genre, *interappui)* et d'un travail musculaire tout différent qu'avec le levier du 3ᵉ genre.

POSITION ANNEXE DU TRONC. — Le tronc joue en avant, en arrière, latéralement, par torsion, sur l'articulation coxo-fémorale *(Salutation, Courbe raidie, Éventail, Torsion).*

POSITION ANNEXE DES JAMBES. — Le tronc suspendu par les mains prend un point d'appui fixe et s'immobilise ainsi jusqu'au bassin, dans les suspensions à l'espalier. Cette attitude devient fondamentale pour le soulèvement des jambes dont les os *(bras de levier)* prennent un point d'appui fixe dans l'articulation du bassin, fortement immobilisé dans le plan vertical de l'espalier.

POSITION ANNEXE DES BRAS. — Les bras sont annexés au tronc. Le jeu des bras, rendus rigides par l'extension *(Croix, Invocation, Tendu, etc.),* constitue une position *annexe* des mouvements du tronc ou des jambes.

POSITION SOUS-ANNEXE DES BRAS. — L'avant-bras joue en *Ailes, Ailes avant, Ailes ouvertes, Ailes fermées,* etc., sur le bras *fixé à l'épaule* en *position-base* de CROIX, *Ailes baissées* en *position-base* de TENDU. Ces attitudes constituent des *sous-annexes* des bras.

POSITION ANNEXE DE LA TÊTE. — La tête joue sur son articulation atloïdo-axoïdienne. Cette attitude constitue une position annexe de la tête.

*Exemple :* Dans *Chute,* la position fondamentale initiale est *Fixe,* tronc vertical, jambes tendues, unies, pieds en équerre. La jambe droite étant écartée en *fente* sur l'Étoile constitue une position *dérivée de fixe.* La flexion de la jambe sur l'articulation du genou constitue une position *sous-dérivée* en *crochet* de la position dérivée en *fente.* Les positions *annexes* et *sous-annexes* sont ajoutées : 1° par la flexion, l'extension ou la torsion du *tronc (Salutation, Courbe raidie, Éventail, Torsion)* ; 2° par l'attitude des bras en annexes, *Tendu, Croix, Invocation* ou en sous-annexes *(Ailes, Ailes fermées, Ailes ouvertes, Ailes avant, Ailes baissées,* etc.

2.

## II. — Partie Dynamique.

La *Puissance* musculaire s'ignore tant que le *point d'appui* est méconnu ; elle se révèle à elle-même dès que le point d'appui est fixé, par rapport au centre de gravité du corps, *alors seulement entre en valeur réelle la résistance*, constituée par les segments mis en action. La fixation du point d'appui et, avec le point d'appui, celle du centre de gravité du corps lui-même, et celle du segment articulaire en jeu, permet d'éviter les *attitudes de compensation* prises instinctivement par le corps pour le moindre travail à produire, en vue du moindre effort, ainsi que nous l'établissons au Chapitre IV, dans les fautes à éviter. L'ignorance de ce principe est la cause de toutes les erreurs commises jusqu'à ce jour en gymnastique rationnelle ; elle a fait prendre le mouvement pour la gymnastique. Le mouvement ne se suffit pas à lui-même, pas plus que la parole. Il est régi par une syntaxe et cette syntaxe a pour base même la science du point d'appui, c'est-à-dire de la position fondamentale.

*Exemple :* Dans l'attitude du corps : debout, bras tendus en bas, le *point d'appui* est à la *plante des pieds* ; la *résistance* est dans le *bloc du tronc et de la tête* ; la *puissance* est dans les muscles *cervico-dorso-lombaires* s'opposant à la chute du corps en avant. Pour que l'effet de la *puissance* musculaire soit complet et bien réglé dans un mouvement de flexion du tronc en avant, il faut que les jambes soient placées en position fondamentale fixe, c'est-à-dire tendues et rigides, formant un bloc inférieur, sur lequel le bloc supérieur, constitué par le tronc et par la tête, également tendus et rigides, grâce à la contraction des muscles extenseurs cervico-dorso-lombaires, doit s'incliner d'après des angles plus ou moins ouverts ou fermés. Le jeu du tronc sur les jambes peut être comparé à celui d'une lame de couteau jouant sur son manche ; le ressort d'acier qui maintient la lame droite sur le manche représente la *puissance* des muscles du tronc.

Avec l'aide d'agrès très simples, tels que barres, poutres, espalier, etc. ; avec le mobilier scolaire : pupitre, banc, table, chaise, tabouret, etc. ; avec le mobilier de la caserne : lit, table, banc, tabouret, planche à pain, etc. ; avec le mobilier des chambres : lit, armoire, commode, chaise, etc. ; avec un mur, un plancher, une cheminée, etc., on peut assurer l'immobilisation des segments et agir ainsi, en localisant le travail musculaire par celui des bras de leviers mieux réglé, comme résistance segmentaire.

Toute la science du professeur consiste à connaître d'avance le *pourquoi* mécano-physiologique du mouvement qu'il doit provoquer en partant de l'une des cinq positions fondamentales ou d'une position fondamentale dérivée, sous-dérivée, annexe ou sous-annexe auxquelles est appliqué quantitativement et qualitativement le mouvement dans ses manifestations en Force, en Durée, en Rapidité ou Rythme, en Répétition, et en Combinaison.

**I. Force.** — La *Force* déployée dans l'exécution d'un mouvement dépend de la longueur du bras de levier mis en action ; de l'ouverture de l'angle du bras de levier et du poids du segment lui-même libre ou surchargé d'un poids supplémentaire, haltères, mils, opposants élastiques ou humains, etc. La force est ainsi augmentée par l'adjonction d'un poids. La *force* doit être proportionnée au développement de la *puissance* musculaire antagoniste. La valeur du travail mécanique *utile* produit par les muscles dépend de la pureté de la forme prise par le corps placé en position fondamentale au départ du mouvement exécuté en équilibre indifférent, stable ou instable ; en positions dérivées, sous-dérivées, annexes ou sous-annexes. Les segments du corps tendent à prendre automatiquement, d'après la loi du moindre effort, des attitudes de compensation opposant, au poids à mouvoir, leur propre poids par le déplacement, et avec l'aide du poids placé à leur centre de gravité. Cette faute est la plus fréquente. Elle est cause de bien des erreurs en gymnastique rationnelle. *La Force se calcule au* GRAMME.

**II. Durée.** — La *Durée* de l'exercice doit être réglée au chronomètre ; elle varie d'après l'âge et le degré de l'entraînement. L'intensité du travail musculaire et de la fatigue sont en rapport direct avec la durée de l'exercice. *La Durée se calcule à la* MINUTE.

**III. Rapidité ou Rythme du mouvement.** — La *Rapidité* ou la *lenteur* dans l'exécution augmente ou diminue le travail en le précipitant ou en le retardant. Il appartient au professeur de proportionner le rythme du mouvement au degré de l'entraînement ; à l'amplitude du mouvement exécuté par les bras de levier ; et surtout à l'action, congestive ou décongestive du mouvement.

Les mouvements de flexion du corps en avant *congestionnent* ou *décongestionnent* la tête selon qu'on contracte ou non les muscles cervicaux, dorsaux ou du massif lombaire et qu'on immobilise ou non la tête dans le plan vertical du tronc.

Afin de mettre de l'ordre dans l'exécution des exercices il est bon de diviser chaque mouvement en trois parties : 1° une au *départ* dans laquelle le corps doit être placé dans une attitude recherchée et établie d'avance afin de bien fixer les points d'appui sur lesquels vont fonctionner les bras de levier mis en action. La valeur du mouvement dépend de la pureté de la forme donnée à cette *tenue initiale statique* ; 2° une dans *l'action* ou *dynamique*, c'est ici qu'il faut considérer la *force* à déployer et le *rythme* adopté ; 3° une à *l'arrivée* dans laquelle le segment, mis en fonction conserve l'attitude fixée d'avance en vue d'un meilleur travail gymnastique, cette attitude *statique* d'arrivée a une aussi grande valeur que l'attitude statique du départ. En résumé, la *tenue* est l'attitude d'arrêt prise par un segment du corps avant et après l'exécution d'un mouvement ; *l'action* est l'exécution du mouvement lui-même.

*Exemple :* Dans le soulèvement des bras *tendus* le long du corps pour les placer en attitude horizontale latérale de *Croix*, la *tenue* est constituée : 1° par la position des bras tendus en bas *avant* l'exécution du mouvement ; 2° par la position de *croix*, *à la fin* du soulèvement du bras. *L'action* est constituée par le passage de la station des bras tendus en bas, en bras tendus en *croix*. Pour l'exécution des mouvements à mains libres et de plain pied le temps compté pour la tenue et pour l'action peut varier en secondes ou en divisions de secondes, d'après le segment mis en fonction, l'âge, le sexe et l'entraînement. Si le rythme est, par exemple, fixé à 1 seconde dans le mouvement d'élévation des bras au-dessus de la tête, bras partant de *tendus* le long du corps en bas, pour se tendre au-dessus de la tête en *invocation* en passant par *croix*, le temps que durera le mouvement sera de 5 secondes ainsi réparties : 1" pour la tenue au départ, *avant le mouvement d'élévation du bras* ; 1" pour *l'action* (élévation des bras en *croix*) ; 1" pour la *tenue* des bras en *croix* ; 1" pour *l'action* (élévation des bras en *invocation*) ; 1" pour la *tenue* en *invocation*. La profondeur du travail musculaire est en raison directe du rythme. La lenteur du rythme facilite la correction des faux mouvements très importante en gymnastique.

Dans les mouvements des bras, on utilise un rythme vif quand on veut agir fortement sur les muscles de la cage thoracique soit dans le plan vertical *(en invocation)* ou latéral *(en croix)*.

On peut intercaler un rythme rapide dans le cours de rythmes lents et *vice versa*, un rythme lent dans le cours des rythmes rapides, selon qu'on agit sur tel ou tel segment du corps, inférieur ou supérieur, ou qu'on veut provoquer un effet respiratoire ou circulatoire plus ou moins superficiel ou plus ou moins profond. Le maître est seul juge de cette application. Il peut intercaler par exemple un rythme pour les bras à une 1/2" dans des rythmes de 1", 2", 3" du tronc ou des jambes. *La Rapidité se calcule à la* SECONDE ou à la DIVISION de seconde. On peut adopter pour le commandement la mesure musicale : en *ronde, blanche, noire, croche* ou *double-croche.*

**IV. Répétition.** — La *Répétition* est également un facteur important avec lequel il faut compter pour provoquer ou pour éviter la fatigue. Elle porte sur les mouvements, au cours même de la leçon. *La Répétition se calcule à la* QUANTITÉ *des mouvements.*

**V. Combinaison des mouvements.** — Les *mouvements combinés* sont établis sur le principe de la division du travail, par ordre de valeur du travail de chaque segment entrant en fonction sur une position fondamentale établie d'avance.

Sur cette position, le professeur greffe des positions dérivées et sous-dérivées ; des positions annexes et sous-annexes, d'après la douceur ou la force du travail qu'il veut provoquer. *La Combinaison se calcule à la* QUALITÉ *des mouvements.*

Une leçon de gymnastique rationnelle, d'après la méthode suédoise, est toujours agréable et reposante. *Elle nécessite des maîtres très instruits.* Elle peut devenir fatigante et ennuyeuse avec des maîtres incompétents. Il n'y a pas d'enseignement ennuyeux, il n'y a que des maîtres ennuyeux. Ils sont ennuyeux parce qu'ils sont ignorants.

L'élasticité de la leçon de gymnastique suédoise est très grande pour le maître qui sait utiliser simultanément : 1° les *cinq* positions fondamentales ; 2° les *cinq* divisions du travail musculaire ; 3° les *douze* parties de la leçon-type.

Le maître se trouve dans la situation d'un artiste devant un piano, sa valeur éducative est en raison directe des nuances qu'il sait ménager dans le travail psycho-moteur du clavier qu'est le corps humain, clavier très délicat, surtout chez l'enfant.

Le maître doit toujours avoir pour objectif la liberté du jeu du diaphragme. Un sujet entraîné rationnellement par la gymnastique éducative est toujours prêt à l'action sportive *pour si intense qu'elle soit. Il est toujours en forme. La force lui vient sans la chercher non seulement dans la gymnastique mais surtout dans les jeux et dans les sports. La gymnastique éducative est aux sports ce que les gammes ou le solfège sont à la musique.*

### Mouvements d'ordre et de mise en place.

Les mouvements d'ordre et de mise en place sont nombreux, les plus faciles sont les meilleurs. En voici un que j'ai vu appliquer dans les écoles et dans les casernes de la Suède. Il est très simple et très rapide.

Les élèves arrivent par rang de taille en conservant entre les deux rangs un espace de *quatre-vingt* centimètres à *un* mètre environ.

Le numérotage se fait de gauche à droite par appel de 1, 2 — 1, 2 — 1, 2 — 1, 2, etc., *par chaque élève placé au premier rang* ; chaque élève placé au second rang et *couvrant* son compagnon de premier rang, prend le numéro d'ordre de celui-ci.

Au commandement *Hanche !* tous les élèves placent leurs mains sur les hanches, les coudes largement entr'ouverts et se touchant mutuellement. Cela fait, ils laissent retomber les mains dans le rang. Un autre commandement à forme plus gracieuse, consiste à tendre un bras et à poser la main sur l'épaule du voisin. La distance entre chaque élève est celle de la longueur du bras ainsi tendu horizontalement, l'autre bras est tendu en bas, dans le rang. Ce commandement s'annonce : *Épaule !* Au commandement de *Fixe*, tous les bras rentrent dans les rangs, soit qu'on ait pris les distances en *Hanche* ou en *Épaule*. On peut encore tendre le bras gauche *en avant*, en *appel* et placer le bout de la main sur l'épaule du voisin d'en face, tandis que le bras droit est tendu en *Croix*, le bout de la main reposant sur le moignon de l'épaule du voisin d'à côté. On prend ainsi les distances nécessaires à l'évolution de chaque élève en avant et par côté.

Cela fait, on dédouble les rangs. Au commandement

*Ouvrez !* tous les nᵒˢ 2 du premier rang font *deux* pas en *avant*, et tous les nᵒˢ 2 du second rang font *deux* pas en *arrière*. Au commandement : *Fermez !* tous les nᵒˢ 2 du premier rang font *deux* pas en *arrière* et tous les nᵒˢ 2 du second rang font *deux* pas en *avant*, comme un accordéon qui s'ouvre et qui se ferme, au moyen du *Pas suédois*.

Quand on veut déployer latéralement on *ouvre ou on ferme* par côté en faisant une fente à gauche ou à droite suivie de un, deux, trois ou quatre pas latéraux exécutés au moyen du *Pas suédois*.

### Schéma du mouvement d'ordre.

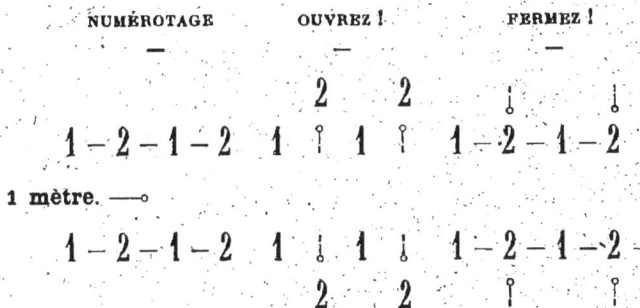

| NUMÉROTAGE | OUVREZ ! | FERMEZ ! |
|:---:|:---:|:---:|

$$2 \qquad 2 \qquad \text{\scriptsize ?} \qquad \text{\scriptsize ?}$$

$$1-2-1-2 \quad 1 \; \text{?} \; 1 \; \text{?} \quad 1-2-1-2$$

1 mètre. ⟶○

$$1-2-1-2 \quad 1 \; \text{?} \; 1 \; \text{?} \quad 1-2-1-2$$

$$2 \qquad 2 \qquad \text{\scriptsize ?} \qquad \text{\scriptsize ?}$$

### Mise en train du corps au début de la leçon.

A leur arrivée sur deux rangs, et avant de se mettre en place, les élèves procèdent à une mise en train générale de leur corps, en vue de la leçon qu'ils vont prendre. Elle commence par une série de marches réglementées, ayant pour effet d'assouplir les jambes et d'entraîner le diaphragme en vue du jeu plus facile de la cage thoracique. Les évolutions étant terminées, le professeur place ses élèves sur quatre rangs. Cela fait, il commence *en groupant très rapidement et très succinctement*, dans cette première partie, tous les mouvements qu'il va faire exécuter dans le cours de la leçon, et sur lesquels il reviendra spécialement dans chacune des autres parties, sauf dans la douzième qui est réservée aux mouvements d'ordre pour le départ. La première partie est une leçon complète *en raccourci donnée* en quatre ou cinq minutes.

## Le Commandement.

Le Commandement est une suggestion impérative. La façon de formuler cette suggestion révèle les chefs.

Le Commandement doit être toujours bref et compréhensible, surtout pour les enfants et pour les recrues illettrées, au régiment, d'où nécessité de le condenser en des mots *formant image*, autant que possible et, par ce fait, facile à être compris de tous.

Le Commandement étant *oral* et non *visuel*, les abréviations doivent porter sur la *phonation* et non, comme en musique, sur la *vision*, par des lettres représentant des mots. Ce dernier mode abrège l'*écriture* mais non la *parole* du Commandement lui-même.

Je me suis appliqué à rendre ces leçons aussi pratiques que possible en n'utilisant que le corps humain lui-même comme agrès de gymnastique. Les mouvements sont exécutés de plain pied.

Les mouvements d'extension du tronc avec point d'appui peuvent être exécutés au moyen du matériel de classe, ou de chambrée, pupitres, chaises, bancs, lit, planche à pain, etc. Chaque maître ou instructeur dépourvu d'agrès doit s'ingénier à les remplacer par les meubles dont il peut disposer. Ceux-ci fournissent des points d'appui à l'exécutant. Ces points d'appui peuvent être donnés par les compagnons de gymnastique, ceux-ci fixant avec leurs mains, les pieds, les jambes, les reins, les épaules, la tête des exécutants.

L'organisation pédagogique rapportée aux nécessités qui précèdent est la suivante :

Des moniteurs, pris dans les meilleurs élèves, corrigeront les fautes et les attitudes vicieuses. Il y aura un moniteur par dix élèves. Chaque moniteur relève tous les mois les indications nécessaires sur le tableau du plan général dressé par le professeur. Son groupe, renfermant par exemple des élèves au dos voûté, il appliquera les mouvements qui redressent la colonne vertébrale, mouvements déjà inscrits au tableau des Cours par le professeur. Si les groupes sont constitués d'enfants déjà dégrossis et normaux, le moniteur passe dans les rangs et corrige les mouvements défectueux.

Il ne faut pas oublier que le bienfait des mouvements doit appartenir à chaque enfant : ce sont les mouvements de chacun qui importent d'abord, et c'est de leur pureté que découle celle de l'ensemble.

La moindre attitude vicieuse doit être corrigée par le maître ou par le moniteur compétent mais sans fatiguer le groupe par une tenue trop prolongée des attitudes imposées à la collectivité pour la correction d'un seul élève. Les mouvements dérivés et sous-dérivés, pour les jambes ; les mouvements annexes et sous-annexes pour le tronc, pour les bras et pour la tête doivent être appliqués avec méthode. Le professeur fatigue les élèves en raison même des attitudes dérivées et annexes qu'il impose intempestivement. Telle est la raison de l'accusation portée par quelques maîtres contre la gymnastique suédoise qu'ils accusent bien à tort d'être fatigante.

Un maître consciencieux doit toujours expérimenter sur lui-même la valeur d'un mouvement qu'il doit appliquer. Il doit se révéler ses propres muscles en provoquant le travail de leurs localisations médullaires et cérébrales. Il doit fixer ainsi les mémoires de l'effort ou de la douleur provoquées par la mise en fonction de ses muscles.

A chaque mouvement congestif doit *aussitôt* succéder un mouvement décongestif.

On doit toujours sortir d'une séance de gymnastique plus *reposé* et *plus fort* qu'en y entrant. Toute séance qui provoque la *fatigue* est une séance mal donnée ou mal comprise. On reconnaît la valeur d'un maître à ce critérium. Une bonne séance de gymnastique procure l'impression du bien-être ressenti à la sortie d'un bon bain. Cette gymnastique doit être *sédative* et non *irritante*. La mauvaise conception et la mauvaise application de la gymnastique suédoise la rendent très facilement irritante, d'où l'accusation de fatigue portée contre elle, alors que cette accusation doit retomber sur les maîtres ignorant les principes de Ling.

### Tour d'une Leçon.

On appelle «Tour de leçon», l'exécution des douze parties d'une leçon suédoise. Ce tour peut comprendre une durée d'une heure, si la leçon est donnée, partie par partie, dans le temps réservé à chacune d'elles, et constituant les soixante minutes ; il peut comprendre une durée moins longue et même rapide d'environ *dix minutes*, dans lesquelles on passe en revue les douze parties avec un rythme plus accéléré ou une répétition plus restreinte. On peut ainsi constituer une leçon en répétant *six fois* une courte leçon, si le tour est de dix minutes (6 × 10' = 60') ; *trois fois*, si le tour est de ving minutes (3 × 20' = 60'), etc.

Il est cependant établi qu'une leçon normale doit durer le temps nécessaire à mettre en fonction chaque partie du corps dans un temps fixé d'avance, de 45 à 60 minutes.

Le système à tiroir du tour d'une leçon donne du jeu à son application. D'autre part, la division en douze parties permet au professeur de donner plus ou moins de temps à telle ou telle de ces parties, en vue de l'effet physiologique et pédagogique qu'il veut localiser.

Ainsi, ayant résumé toute la leçon en quelques minutes, dans la *mise en train* de la première partie, il reprend les douze parties et accorde à chacune d'elles le temps qu'il juge nécessaire au développement de tel ou tel groupe d'exécutants devant plus particulièrement bénéficier des mouvements, et s'adressant à la respiration, à la circulation, à la digestion, à l'innervation ou à la musculation, etc., au moyen des bras, des jambes, du tronc, etc.

### Pneumo-psychologie : Respiration et attention.

Un bon maître doit savoir qu'il existe un antagonisme absolu entre la respiration et l'attention *forcées*. A respiration profonde, attention superficielle ; à attention profonde, respiration superficielle. Respirer profondément et rapidement c'est atténuer le pouvoir d'attention. De même, il existe une opposition absolue entre la musculation et la cérébration, c'est-à-dire entre le travail musculaire, *surtout quand ce travail provoque une respiration intense*, et le travail cérébral ; *Vice versa*, tout travail cérébral intense diminue le pouvoir d'action musculaire et surtout l'amplitude respiratoire.

Par contre « la gymnastique respiratoire faite lentement » et avec amplitude est un excitant de l'attention volontaire. » L'action sur l'attention est immédiate et son influence est » surtout marquée dans l'état de fatigue légère [1] ».

En appliquant méthodiquement à leurs élèves ces principes de psycho-dynamie pédagogique, les maîtres obtiendront de meilleurs résultats scolaires. Il faut pour cela qu'ils sachent doser la respiration d'après l'effort cérébral

---

1. — Dʳ Auguste Ley : *L'Arriération mentale.* Contribution à l'Étude de la pathologie infantile. — Bruxelles, Lebegue, 1904, p. 188.

à provoquer, ainsi que je l'ai établi ailleurs [1]. L'influence d'une bonne respiration ne s'arrête pas seulement au cerveau et aux travaux intellectuels ; elle s'étend aussi à toute l'économie, elle facilite les échanges nutritifs cellulaires les plus profonds et les plus intimes. C'est par le développement rationnel de la cage thoracique que s'obtient la beauté dans la forme du corps. C'est en effet de la surface d'épandage pulmonaire que vient toute force évolutive, grâce à l'oxygénation plus profonde du sang. Il est donc de nécessité absolue que les professeurs, non seulement de gymnastique, mais aussi et surtout les professeurs des cours pédagogiques, de même que les instructeurs militaires, sachent appliquer rationnellement ces principes de psycho-dynamie. Une bonne méthode de gymnastique scolaire et militaire ne peut être basée que sur la connaissance des réactions respiratoires et psychiques.

## Respiration et Développement de la Cage thoracique.

Le développement de la cage thoracique, *avec intégrité des voies respiratoires (Fig. 3)*, a une grande importance au cours de l'évolution de l'enfant et de l'adolescent. J'ai dit plus haut son rôle dans l'hypertrophie du cœur par défaut du développement des poumons. D'après Grehant la ventilation respiratoire s'établit chez l'homme au repos à raison de 8 litres 5oo environ, à la minute ; après une course de 25o mètres le volume d'air nécessaire pour les poumons est d'environ 33 litres, il peut atteindre 58 litres !

On comprend la nécessité qu'il y a à développer les poumons pour ne pas forcer le cœur.

Les végétations adénoïdes sont une des causes du peu de développement des poumons. Ces végétations obstruent les voies respiratoires, elles se localisent à l'arrière-gorge, au larynx et au pharynx. Quand elles se développent à l'orifice de la trompe d'Eustache *(Fig. 3*, n° 13), elles l'obstruent, d'où surdité plus ou moins prononcée chez l'enfant adénoïdien. Cette surdité est une cause d'arrêt dans son développement intellectuel, par atténuation de l'audition d'où, trop souvent des punitions non méritées qui le révoltent ou qui le dépriment suivant son caractère. On fait ainsi de cet enfant un révolté ou un hypocrite.

---

1. — TISSIÉ : *L'Éducation physique*, chapitres " Gymnastique Pédagogique " et " Gymnastique médicale ". — Paris, Larousse, 19o3.
TISSIÉ : *La Fatigue et l'Entraînement physique*, 3ᵉ édition. — Paris, F. Alcan, 19o9.

La question de la respiration est la question vitale par excellence. Elle ne peut être résolue ni empiriquement ni émotivement. Les partisans de la méthode allemande, aux

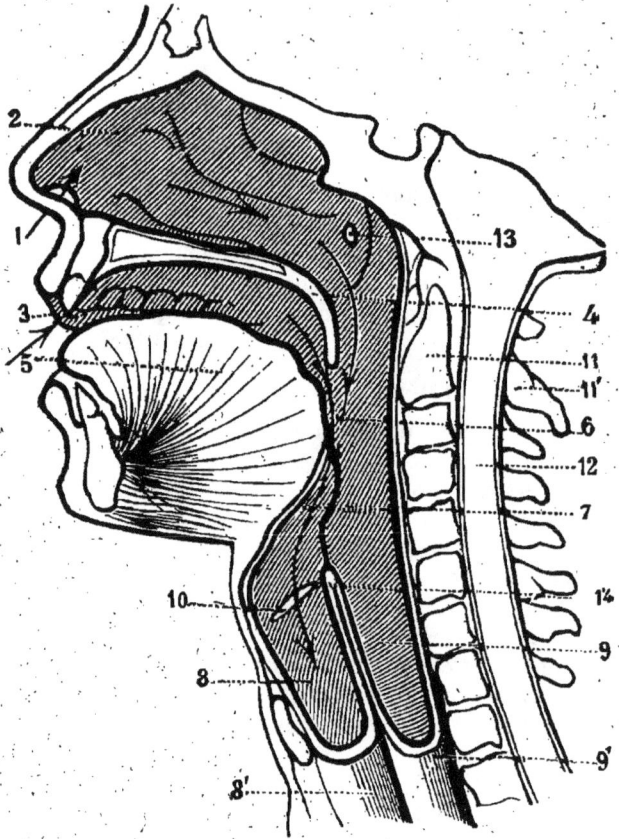

Fig. 3.

COUPE ANTÉRO-POSTÉRIEURE DES CAVITÉS NASALE ET BUCCALE DE L'ARRIÈRE-GORGE, DU LARYNX ET DU PHARYNX

1. Narine droite. — 2. Cavité nasale. — 3. Bouche. — 4. Voile du palais. — 5. Langue avec les fibres musculaires s'irradiant en éventail. — 6. Arrière gorge. — 7. Épiglotte. — 8. Larynx. — 8" Trachée-artère. — 9, 9'. Pharynx. — 10. Glotte. — 11, 11'. Coupe d'une vertèbre cervicale (Axis). — 12. Canal vertébral. — 13. Orifice de la Trompe d'Eustache, faisant communiquer la cavité nasale avec l'oreille. — 14. Partie supérieure du larynx.
La direction des flèches indique le trajet de l'air.

agrès de suspension, imposent une gymnastique antiphysiologique asphyxiante sous le fallacieux prétexte que cette

gymnastique est *patriotique* (sic). On ne respire pas patrio-
tiquement en germain, scandinave, anglo-saxon, slave,
latin, mongol, etc., on respire humainement. *On doit surtout respirer physiologiquement.* Le vrai patriotisme consiste tout d'abord à ne pas nuire à son pays, mais à en
augmenter toutes les forces. La santé, par une bonne nutri-

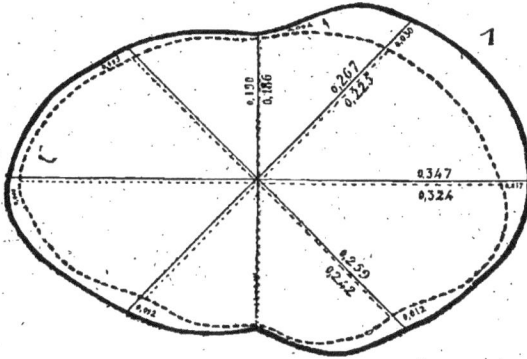

Fig 4. — Tracé cyrtométrique d'adhérences pleurales à gauche.
*Avant* le traitement de gymnastique respiratoire.

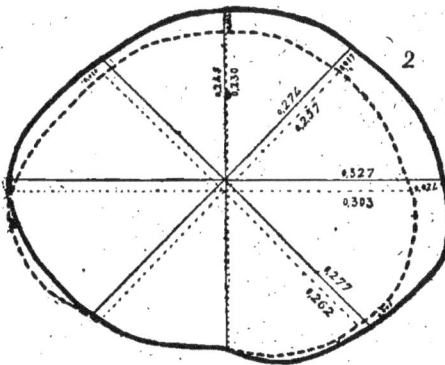

*Fig. 5.* — Tracé cyrtométrique d'adhérences pleurales à gauche.
*Après* le traitement de gymnastique respiratoire.

tion gazeuse, est la première de ses forces vives. La vie
étant une oxydation, il faut oxyder et ne pas asphyxier.
Voici des tracés de tour de poitrine pris à ma clinique de
gymnastique médicale, à Pau, sur un jeune homme de vingt
ans, atteint d'adhérences pleurales à gauche, à la suite
d'une pleurésie contractée au régiment. La courbe en trait

*pointillé* du tracé *(Fig. 4)* est celle de l'*expiration forcée* : la courbe en trait *plein* est celle de l'*inspiration forcée*. Le premier tracé, très asymétrique, aplati à gauche, a été pris le 26 mai 1902 au début du traitement ; le second, n° 2, a été pris le 31 juillet suivant, après vingt-cinq séances de

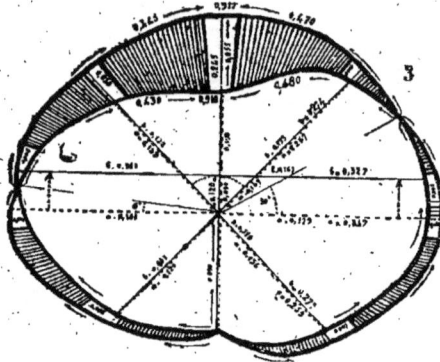

*Fig. 6. — Tracés cyrtométriques superposés en* inspiration, *avant* et *après* le traitement.

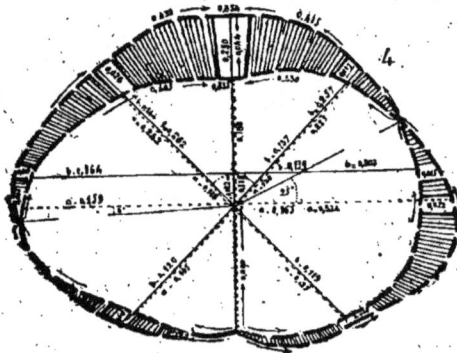

*Fig. 7. — Tracés cyrtométriques superposés en* expiration, *avant* et *après* le traitement.

massage et dix séances de gymnastique respiratoire. Le tour de poitrine (cyrtométrie) a été pris à 0ᵐ04 au-dessous des mamelons.

Les deux tracés en ligne pleine *(Fig. 4 et 5)* appliqués l'un sur l'autre *(Fig. 6)* permettent de constater que dans l'*ins-*

*piration* le jeu de la cage thoracique a été modifié dans l'axe antéro-postérieur. Tandis que la région sternale est projetée en avant, les deux régions latéro-postérieures du premier tracé se resserrent vers le centre selon deux lignes à peu près symétriques à droite et à gauche de la région dorso-costale. La cage thoracique s'est développée en avant de 0,055 millimètres dans son axe antéro-postérieur, soit près de 0,06 centimètres de gain pour l'amplitude thoraco-sternale. Dans l'*expiration*, le gain du diamètre antéro-postérieur est de 0,044. Dans les deux tracés le gain de la région antérieure s'acquiert aux dépens des pertes des régions latérales gauche et droite. C'est la région malade gauche qui a bénéficié du traitement. Si le côté sain avait bénéficié du traitement proportionnellement au côté malade, le tracé aurait conservé une forme asymétrique tout en s'élargissant, ce qui n'est pas. Le côté droit de la poitrine, muscles et poumons, a fourni un travail supplémentaire, pendant que le côté gauche, impotent, se reposait ; il s'est déchargé ensuite de ce surcroît de travail dès que le poumon gauche a pu fonctionner plus librement. Ainsi s'établit l'équilibre vital, principe même et loi fondamentale de la nature dans toutes ses manifestations actives. Le corps humain n'échappe pas à la loi universelle de cet équilibre des forces antagonistes.

A côté de cette loi d'équilibre je veux signaler un paradoxe respiratoire. Il semble que l'air ayant pénétré dans la trachée, qu'il vienne des deux narines ou de la bouche, ne forme qu'un seul courant allant également aux deux poumons par les deux grosses bronches dont l'éperon diviserait la totalité de l'air inspiré à leur bénéfice. Or, il n'en est rien, chaque narine paraît appartenir à chaque poumon ; la narine droite n'envoie de l'air qu'au poumon droit ; et la narine gauche, qu'au poumon gauche : deux courants existeraient dans la trachée. L'expérience semble prouver l'exactitude de ce fait. Si on obstrue expérimentalement une narine à un lapin, la déformation de la cage thoracique se produit du même côté de cette narine ; la clinique révèle d'autre part, que la déformation thoracique, chez les adénoïdiens, se produit du côté de la narine atteinte de végétations, même quand ces végétations sont peu volumineuses ; une petite végétation suffit, *par sa présence seule* alors même qu'elle n'obstrue pas le nez, ou le rhino-pharynx. L'ablation gauche ou droite de la végétation permet au côté similaire de la cage thoracique de se développer.

Ces constatations diverses ont une grande valeur au moment où les exercices physiques de plein air, exercices respiratoires par excellence, tendent à pénétrer dans la pédagogie et à prendre une place de plus en plus justifiée et prépondérante dans la vie de la nation par une éducation physique scolaire, post-scolaire et militaire mieux comprise et plus rationnellement appliquée d'après les principes biologiques. Ces principes sont basés sur la fonction respiratoire : celle-ci régit non seulement la physiologie, mais la psychologie par l'antagonisme qui existe entre la respiration et l'attention forcées ainsi que nous l'avons dit plus haut.

*La respiration doit toujours être nasale, on doit inspirer et expirer par le nez* sauf dans les grands mouvements respiratoires tels que dans la course vive accompagnée d'essoufflement. Ici, l'émission de l'air chargé d'acide carbonique doit être rendue plus large et plus rapide par l'expiration buccale. Il faut donc s'appliquer *à entraîner et à éduquer les ailes du nez* en vue d'une plus large ouverture des fosses nasales.

L'enfant en naissant ne respire que par le nez ; et non par la bouche.

La bouche est la porte d'entrée du tube digestif. Le nez est la porte d'entrée des poumons. La structure du nez indique bien son rôle essentiellement respiratoire avec ses papilles nerveuses de l'odorat, protectrices. Les végétations adénoïdes, l'hypertrophie des amygdales, les déviations de la cloison du nez obstruent les voies respiratoires. Il y a donc nécessité à procéder à l'inspection fréquente des voies respiratoires de chaque élève. Le pouvoir d'attention est modifié par le pouvoir de respiration. Les élèves dont les voies respiratoires sont obstruées sont généralement en retard dans leurs classes. L'enfant ne sait pas respirer. On doit l'obliger à bien respirer, surtout au cours d'une leçon de gymnastique. J'utilise le moyen suivant. Je fais arrondir les lèvres comme pour siffler. Je fais alors *inspirer* et *expirer* fortement par la *bouche*, la tonalité du son à l'*inspiration* est différente de la tonalité du son à l'*expiration*. L'oreille saisit tout de suite la faute respiratoire, commise à l'inspiration ou à l'expiration. On peut ainsi la corriger. Il n'en est pas de même quand la respiration est nasale ; celle-ci est à peu près silencieuse. Quand l'éducation de la respiration est ainsi faite, et si les voies nasales sont libres, on oblige alors l'exécutant *à ne respirer que par le nez*.

### Exercices respiratoires à faire exécuter au cours d'une classe.

Pour délasser l'attention au cours d'une classe, il faut ouvrir largement les portes et les fenêtres ; faire placer les élèves debout entre les bancs, puis, d'après les effets psycho-physiologiques que le maître veut obtenir, faire exécuter des mouvements rythmés de respiration nasale avec ou sans pas gymnastique, soit sur place, soit dans la classe, avec ou sans chant.

1ᵉʳ degré : *pour une très légère détente.* — Fixe, Croix, Invocation, Croix, Aile fermée, Aile ouverte, Croix, Invocation, Invocation ouverte, Croix, Aile fermée, Aile ouverte, Croix, Fixe. Le corps s'élève en *pointé* en *inspiration*, chaque fois que les bras passent en *Croix* et en *Invocation.*

2ᵉ degré : *pour une détente profonde.* — Fixe, Aile baissée, Invocation (3 fois), Croix, Aile fermée, Aile ouverte, Croix (2 fois), Fixe, Croix, Invocation, Croix, Tendu arrière, Croix, Fixe (2 fois), Hanche, Losange pointé, Redressement (2 fois), Debout équerre, Pédale (10 fois), Pointé (10 fois), Fixe.

3ᵉ degré : *pour une détente très profonde.* — Ajouter aux exercices du 2ᵉ degré la marche chantée, suivie du pas gymnastique et terminée par le *Pas suédois.*

Tous ces exercices ne doivent pas durer plus de 1 à 3 minutes. Ils peuvent être repris toutes les demi-heure ou tous les trois quarts d'heure, d'après l'intensité de l'attention provoquée, la fatigue cérébrale et l'âge des élèves. Plus les élèves sont jeunes, plus les exercices respiratoires doivent leur être appliqués. Ces exercices permettent au cerveau de reprendre facilement sa fonction intellectuelle, ce qui lui serait pénible s'ils étaient trop prolongés. L'*Inspiration* doit toujours accompagner le soulèvement ; et l'*Expiration*, l'abaissement des bras.

A l'époque des examens de fin d'année ou de fin d'étude, les mouvements de gymnastique respiratoire donnent d'excellents résultats ; il faut alors savoir les utiliser, mais ne pas en abuser. Ils permettent ainsi au cerveau de mieux fonctionner sans fatigue ni surmenage, avec un meilleur rendement, en le décongestionnant et en le délassant de sa tension nerveuse.

Les mouvements de gymnastique à exécuter à la période de l'effort cérébral, que cet effort soit donné en vue des examens ou pour toute autre raison, sont des mouvements de jambes attirant le sang aux pieds et provoquant une meilleure circulation veineuse de retour. Ces mouvements doivent être accompagnés de mouvements lents des bras pour le soulèvement des côtes et pour l'élargissement de la cage thoracique de dedans en dehors. *Chaque* **extension** *des jambes ou des bras doit être accompagnée d'une profonde* **inspiration** *; et chaque* **flexion,** *d'une profonde* **expiration.** *C'est généralement tout le contraire qu'on fait surtout pour les* **jambes,** *où on inspire pendant leur flexion, et où on expire pendant leur extension.*

## CHAPITRE III

## Répartition des Mouvements
## aux diverses parties du corps.

————

### Anatomie.

**Tête.** — Mouvements se localisant aux muscles du cou et de l'occiput *(occipital, faisceaux supérieurs du trapèze, splenius, scalènes, sterno-cleïdo-mastoïdien,* etc.) par les positions en *aile baissée, aile pliée, ailes, ailes avant, ailes fermées, aile ouverte, tendu arrière plié, nuque, front,* etc.

Mouvements se localisant au sommet du thorax, à la 1ʳᵉ, 2ᵉ, 3ᵉ, 4ᵉ, 5ᵉ côtes, à la clavicule et au sternum (manubrium) par la flexion et par l'extension profondes de la tête. Action du *sterno-cleïdo-mastoïdien,* soulevant la partie supérieure de la cage thoracique dans le plan antéro-postérieur et dans les plans latéraux droit et gauche par les mouvements de *tête avant, tête arrière, flexion de la tête à droite et à gauche, rotation de la tête à droite et à gauche.*

Mouvement se localisant à l'articulation *atloïdo-axoïdienne* par : *Roulement* agissant sur la circulation céphalique.

**Épaules.** — Mouvements se localisant aux extenseurs des bras et aux muscles des épaules et des omoplates : *(pectoraux, trapèze, grand dorsal, grand dentelé, splenius, rhomboïde, angulaire de l'omoplate, grand et petit rond, sus et sous-épineux, sous-scapulaire, deltoïde,* etc.). Fonction des bras dans les mouvements respiratoires par le soulèvement de la cage thoracique ; mouvements *d'inspiration* facilités par l'élévation des bras ; action des bras sur l'amplitude thoracique ; action respiratoire mécanique par les positions des bras prises en *invocation, croix, aile, aile pliée, aile baissée, aile avant, aile fermée, aile ouverte, nuque, tendu arrière plié,* etc., etc.

**Tronc.** — Mouvements se localisant au tronc, *en fixant fortement* les muscles extenseurs du rachis et les muscles du massif dorso-lombaire :

1° *A la partie postérieure* en **Salutation.** Action sur les muscles de la partie inférieure du tronc (massif lombaire) ;

action circulatoire, décongestive ou congestive, d'après la fixation ou la non-fixation des muscles lombaires et des muscles extenseurs des jambes en position fondamentale *Fixe* ou *Debout équerre* ; mouvements s'adressant aux muscles : *occipital, splénius, trapèze, grand dorsal, petits dentelés (postérieur, inférieur et supérieur), rhomboïde, angulaire de l'omoplate, long dorsal, massif dorso-lombaire, fessiers,* etc. ;

2° *A la partie antérieure* en Courbe raidie, en Invocation, Action congestive de ces mouvements *s'ils sont exécutés en retenant la respiration,* mais action *très décongestive si ces mouvements sont exécutés en faisant de profondes et de lentes inspirations.* Mouvements s'adressant au *grand et au petit pectoral ;* au *grand dorsal,* au *trapèze,* au *rhomboïde,* au *grand dentelé ;* au *sous-clavier,* au *sous-scapulaire,* à *l'angulaire de l'omoplate,* aux *scalènes (postérieur, antérieur),* au *sterno-cléido-mastoïdien,* aux *intercostaux, surcostaux,* au *grand et* au *petit obliques de l'abdomen* et surtout au *diaphragme,* par le *grand dentelé* qui soulève les *côtes,* etc. Le *grand droit de l'abdomen* doit être immobilisé dans la verticale ;

3° *Aux régions latérales, gauche et droite,* en Éventail. Action congestive ou décongestive d'après la suppression ou l'établissement de la respiration, action sur les muscles des parties latérales du tronc. Mouvements s'adressant aux muscles : *grand dentelé, grand dorsal, grand et petit oblique de l'abdomen, sous-scapulaire, carré des lombes,* etc.

**Abdomen et Ceinture musculaire abdominale.** — Les mouvements de la ceinture musculaire de l'abdomen ont une très grande importance au point de vue de la digestion, celle-ci dépend en partie de la tonicité des muscles de cette ceinture, le relâchement de cette ceinture ne maintient pas la masse gastro-intestinale, d'où production de gaz et digestions modifiées en même temps qu'auto-intoxication du système nerveux, d'où les « vapeurs », les angoisses, les battements subits du cœur, etc., etc. D'autre part, les muscles de la région antérieure et postérieure de l'abdomen fonctionnent plus souvent que les muscles des régions latérales, gauche et droite, parce qu'en se courbant en avant ou en se redressant en arrière on fait plus ou moins travailler ces muscles. Il n'en est pas de même pour les muscles latéraux parce qu'aucun acte de la vie active ne force l'homme à s'abaisser *latéralement* vers le sol, d'où nécessité d'entraîner les muscles de la région latérale abdominale par des mouvements spéciaux : en *Éventail, Torsion, Roulement,* etc.

A) *Partie externe.* Mouvements se localisant aux *muscles de la ceinture abdominale,* aux *grand et petit oblique,* au *transverse de l'abdomen* et au *carré des lombes,* à *l'aponevrose abdominale,* à *l'arcade crurale,* etc., par la position du tronc prise en **Éventail** droit et gauche, en **Torsion** gauche et droite, en **Roulement** droit et gauche. Action décongestive et digestive, à condition d'*inspirer* fortement pendant le mouvement de torsion et d'*expirer* pendant le mouvement de détorsion.

B) *Partie interne.* Mouvements se localisant aux *psoas-iliaque* par les exercices exécutés en **Crochets** et **Fléaux,** dans la flexion et l'extension alternatives des jambes. Action excitatrice et digestive des **Crochets** gauches sur le rectum, l'S iliaque, le colon descendant et transverse et sur la grande courbure de l'estomac ; et des **Crochets** droits sur le cœcum, l'appendice, le colon ascendant, à condition d'*expirer* fortement dans les mouvements de *flexion* et d'*inspirer* fortement dans le mouvement d'*extension* de la jambe. Action plus grande du diaphragme sur la masse gastro-intestinale par refoulement et auto-massage.

**Cuisse.** — Mouvements se localisant aux cuisses. Action décongestive. Fonction circulatoire du train inférieur. Fonction respiratoire d'ordre chimique, par les jambes et les muscles du bassin les plus épais du corps. Mouvement se localisant aux muscles : *fessiers, biceps, demi-tendineux et membraneux, grand adducteur, fascia lata, couturier, droit antérieur, vaste interne et externe, adducteurs, carré crural, pectiné,* etc. Mouvements augmentant la combustion par une respiration plus profonde dans les mouvements de *fléau, crochet, losange, pentagone, marche, course, sauts.* Action digestive des mouvements des cuisses en *Fléau* et *Crochet* agissant spécialement sur la masse gastro-intestinale.

**Jambe.** — Mouvements se localisant aux muscles des jambes : *jambiers antérieur et postérieur, longs péroniers latéral et antérieur, extenseur des orteils, jumeaux, soléaire, plantaire grêle, poplité, long fléchisseur commun,* etc., par les attitudes en *pointé, pédale, losange, pentagone,* etc.

**Pieds.** — Mouvements s'adressant aux fléchisseurs, aux

extenseurs, aux adducteurs et abducteurs, etc., des orteils, par les attitudes en *pointé, pédale, équerre, unis.*

**Bras.** — Fonction mécanique des bras dans la respiration. Mouvements se localisant aux muscles : *deltoïde, biceps, triceps, brachial-antérieur, coraco-brachial,* etc., par les attitudes en *tendu arrière, tendu arrière plié, invocation, croix, aile, ailes pliées, ailes avant, ailes fermées, ailes baissées, ailes agitées, godille, nuque, front, tempe.*

**Avant-bras.** — Action se localisant aux muscles de l'avant-bras : *grand et petit palmaires, cubital postérieur et antérieur, rond pronateur, long et court supinateurs, radiaux externes, grand et petit palmaires, carré pronateur, extenseur du pouce, anconé,* par les attitudes en *aile, tendu arrière, tendu plié, tendu arrière plié, croix, appel, invocation, nuque, front, tempe (en palmaire et dorsal), ailes agitées.* Action se localisant aux rotateurs par les attitudes en *palmaire (ciel, terre).*

**Mains.** — Action se localisant aux muscles des mains, *fléchisseur du pouce, fléchisseur commun des doigts,* etc., par les attitudes en *palmaire (avant, debout),* etc.

**Articulation de l'épaule.** — Mouvements décongestionnant la tête ; localisés à l'articulation de l'épaule par les mouvements en *doute,* en *godille,* en *ailes agitées,* en *fronde,* etc.

**Articulation du bassin.** — Mouvements décongestionnant la tête, les poumons et le cœur ; localisés à l'articulation du bassin, par les mouvements de *fléaux (avant, transverse, arrière).*

**Articulation du genou.** — Mouvements décongestifs par une provocation plus grande à la circulation veineuse de retour au moyen des mouvements en *crochet, crochet oblique, fléau,* etc.

**Articulation du cou-de-pied.** — Mouvements décongestifs par une provocation plus grande à la circulation veineuse de retour, au moyen des mouvements en *pédale, pointé, équerre, uni,* et surtout du *Pas suédois.*

**Tête, Tronc, Bassin, Jambes et Bras.** — Mouvements combinés en station fixe ou en équilibre s'adressant particulièrement aux muscles extenseurs du tronc et des jambes et surtout du massif cervico-dorso-lombaire par les mouvements en *courbes raidies, invocation appuyée, chute,*

### Aux détracteurs de Ling.

Dans tout exercice d'ensemble, le maître ne doit jamais imposer la longue tenue du mouvement à tous les élèves pendant la correction des fautes. Il met au repos, quand la correction est trop longue ou quand elle se répète souvent.

Un maître avisé doit former des moniteurs, et en placer *un* par chaque groupe de *dix* élèves au maximum. Ce moniteur corrige au fur et à mesure les fautes commises. Le maître surveille l'ensemble des mouvements, guide les moniteurs et corrige leurs fautes.

Des critiques peu expérimentés accusent la gymnastique suédoise de Ling d'être ennuyeuse et fatigante ; ils ajoutent qu'elle est surtout médicale. Cette erreur mérite d'être relevée. Par la variété de ses moyens, la gymnastique suédoise est récréative et amusante ; elle est pédagogique, athlétique, médicale et esthétique. Le tout est de savoir l'appliquer. Cette science est difficile ; elle ne s'acquiert pas subitement car elle est une branche importante de la biologie. Ceux-là donc qui, pour la rendre amusante, en détruisent les cadres que Ling a constitués, commettent un acte nuisible, contraire à la vérité scientifique et à l'observation des faits. Il ne faut pas accuser d'erreur une méthode qu'on ignore, l'accusation retombe alors sur les accusateurs.

Je le répète, il n'y a pas de science ennuyeuse, il n'y a que des maîtres ennuyeux ; ils sont ennuyeux par ignorance de la science qu'ils enseignent.

*L'expérience nous a démontré que la gymnastique suédoise bien comprise et bien appliquée procure du bien-être, du délassement et de la joie chez l'enfant, l'adolescent, l'adulte et le vieillard ; chez le malade et chez l'athlète.*

# Muscles et nerfs qui interviennent dans la respiration, d'après Landois.

## Inspiration.

I. INSPIRATION CALME..
1. Diaphragme (nerf phrénique provenant du 3e et 4e nerf cervical).
2. Intercostaux externes et intercartilagineux (nerfs intercostaux).
3. Surcostaux (rameaux postérieurs des nerfs dorsaux).

II. INSPIRATION FORCÉE.
1. Trois scalènes (rameaux musculaires du plexus cervical et du plexus brachial).
2. Sterno-cleido-mastoïdien (branche externe du nerf spinal).
3. Trapèze (branche externe du nerf spinal et rameaux musculaires du plexus cervical).
4. Petit pectoral (nerfs thoraciques antérieurs).
5. Petit dentelé postérieur et supérieur (nerf dorsal de l'omoplate).
6. Rhomboïdes (nerf dorsal de l'omoplate).
7. Extenseurs du rachis (rameaux postérieurs des nerfs dorsaux).
8. Grand dentelé (nerf thoracique postérieur).

A) Muscles du tronc....

b) Muscles du larynx..
1. Sterno-hyoïdien (rameau descendant de l'hypoglosse).
2. Sterno-thyroïdien.
3. Crico-aryténoïdien postérieur (nerf laryngé inférieur).
4. Thyro-aryténoïdien (nerf laryngé inférieur).

c) Muscles de la face..
1. Élévateur superficiel de l'aile du nez et de la lèvre (nerf facial).
2. Élévateur profond
3. Dilatateur de l'aile du nez (nerf facial).

d) Muscles du pharynx.
1. Peristaphylin interne (nerf facial).
2. Palato-staphylin (nerf facial).

## Expiration.

I. EXPIRATION CALME..
Le poids de la cage thoracique, des cartilages costaux et des muscles abdominaux ainsi que la rétraction du tissu élastique des poumons diminuent le volume de la cavité thoracique.

II. EXPIRATION FORCÉE.
1. Muscles de la paroi abdominale (nerfs perforants antérieurs de l'abdomen provenant des cinq derniers nerfs intercostaux).
2. Intercostaux internes (portion interosseuse) et sous-costaux (nerfs intercostaux).
3. Triangulaire du sternum (nerfs intercostaux).
4. Petit dentelé postérieur et inférieur (?) (rameaux externes des nerfs dorsaux).
5. Carré des lombes (?) (rameaux musculaires du plexus lombaire).

## 1° Mouvements localisés aux bras.

En position fondamentale : *Debout Équerre.*

| | | | | | |
|---|---|---|---|---|---|
| | | | 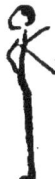 | | 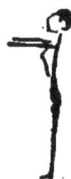 |
| Fixe tendu ou Fixe. | Tendu arrière. | Tendu avant. | Tendu arrière ouvert. | Tendu arrière plié. | Appel. |

| | | | | |
|---|---|---|---|---|
| 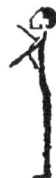 | | 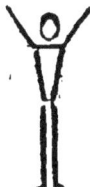 | 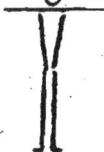 | 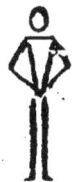 |
| Appel ouvert. | Invocation. | Invocation ouverte. | Croix. | Hanche. |

| | | | | |
|---|---|---|---|---|
| | | 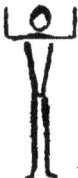 | 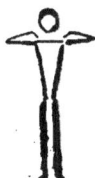 | 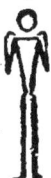 |
| Aile. | Aile. | Aile pliée. | Aile baissée. | Aile avant. |

| | | | | |
|---|---|---|---|---|
| 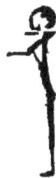 | 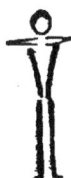 | | 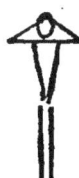 | |
| Aile avant. | Aile fermée. | Aile ouverte. | Aile brisée. | Kuque. |

## 2° Mouvements localisés aux Jambes.

En positions fondamentales : 1° *Debout* ; 2° *Couché* ; 3° *Suspendu* et en diverses positions annexes ou sous-annexes des bras. Ces dernières positions sont indiquées en *italique* au-dessous de chaque schéma du mouvement exécuté.

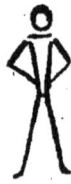

**Fente.**
*(Hanche).*

**Fléau avant.**
*(Invocation).*

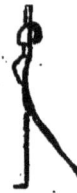

**Fléau arrière.**
*(Invocation).*

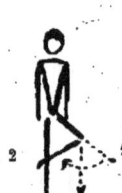

**1. Fléau transverse.**
**2. Crochet oblique.**
*(Tendu).*

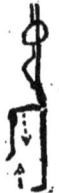

**Crochet.**
*(Invocation).*

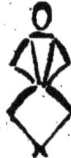

**Losange pointé.**
*(Hanche).*

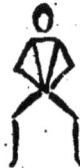

**Pentagone pointé.**
*(Hanche).*

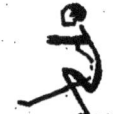

**Fléau accroupi.**
*(Appel).*

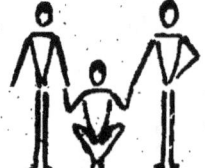

**Chaîne Debout.**

**Losange fermé.**

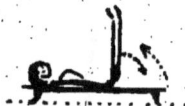

**Double fléau couché.**
Couché sur le sol ou sur un banc.
*(Croix).*

**Crochet suspendu**
à l'espalier suédois.
*(Invocation suspendue).*

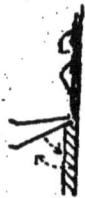

**Double fléau suspendu**
à l'espalier suédois.
*(Invocation suspendue).*

### 3° Mouvements localisés au Tronc.

Parties postérieure, antérieure et latérale.

#### A) *Partie postérieure :*

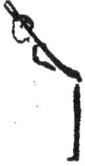 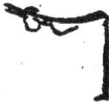

1/2 Salutation.    Salutation.    Salam raidi.    Salam.
*(Invocation).*    *(Invocation).*    *(Invocation).*    *(Appel).*

#### B) *Partie antérieure :*

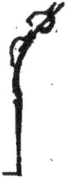 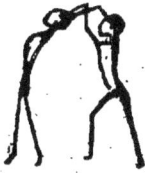 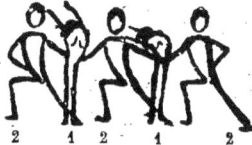 

1/4 Courbe raidie.   1/2 Courbe raidie   Chaîne à chute liée pour courbe raidie ;   Lutte dorsale
*(Invocation).*   pointé (1) opposant (2)   1 Courbe raidie *(Invocation) ;*   à opposant,
  *(Invocation*   2 Chute liée *(Tendu ouvert lié).*   salutation
  *appuyée).*    courbe raidie.
    *(Croix liée).*

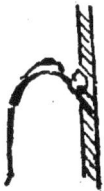 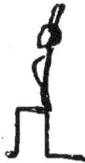 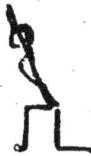 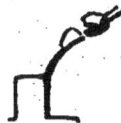

Grande Courbe raidie   Genou   Genou   Genou
appuyée pointé   Crochet gauche ou droit.   Crochet gauche ou droit.   Crochet gauche ou droit
à l'espalier suédois.   *(Invocation).*   1/4 salutation.   1/2 courbe raidie.
*(Invocation appuyée).*    *(Invocation).*   *(Invocation).*

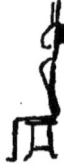

Assis (tabouret).
(*Invocation*).

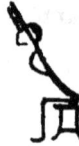

Assis (tabouret).
1/4 Salutation.
(*Invocation*).

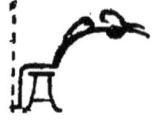

Assis (tabouret).
Pieds tenus.
1/2 Courbe raidie.
(*Invocation*).

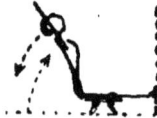

Assis sur le sol ou sur le banc suédois.
Pieds tenus.
1/4 Courbe raidie.
(*Invocation*).

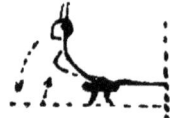

Balance appuyée sur pubis, sur le sol
ou sur le banc suédois.
Pieds tenus, 1/4 Courbe raidie.
(*Invocation*).

c) *Parties supérieure, antérieure et postérieure,
mouvements combinés :*

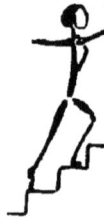

Pas à reculons.
(Escalier).
Descente à reculons.
Fléaux transverse, arrière,
Crochet appuyé.
(Croix).

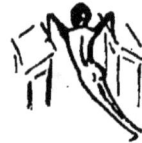

Tombé avant appuyé.
(Pupitres).
(*Ailes avant appuyées*).

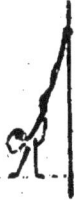

Plongeon.
(Appel ouvert appuyé).

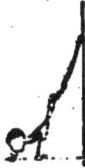

Plongeon fléchi.
(Ailes avant
fléchies appuyées).

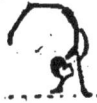

Cubiste.
(Invocation ouverte).

D) *Parties latérales :*

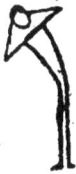

Debout, Éventail
gauche, droit.
(Nuque).

Genou, Éventail
gauche, droit.
(Invocation).

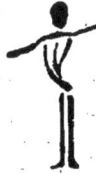

Debout, Torsion
gauche, droite.
(Croix).

## 4° Mouvements combinés et d'équilibre.

A) *Mouvements combinés et d'équilibre (individuels).*

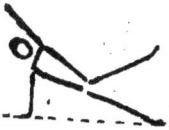

Chevalet.
Fléau gauche, droit.
(Invocation).

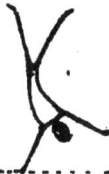

Roue
gauche, droite.
(Invocation).

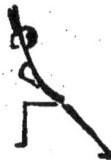

Chute (Fente
Crochet appuyé
gauche, droit
Salutation).
(Invocation).

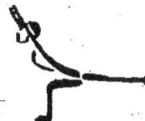

Balance (Fente
Crochet appuyé gauche,
droit, Salutation,
Fléau droit, gauche).
(Invocation).

4.

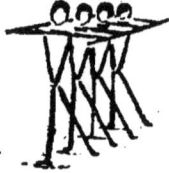

Barres, jumelles
(en bois ou en fer).
Fléan (gauche, droit), avant,
transverse, arrière.
(*Croix accouplées*).

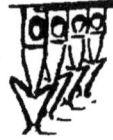

Barres, jumelles
(en bois ou en fer).
Losange fermé ou Pentagone.
(*Invocations accouplées*).

## 5° Mouvements provoquant l'essoufflement.

Sauts, Courses, Jeux de vitesse, Récréation active.

### SAUT

1ᵉʳ TEMPS DU SAUT :

DÉPART

*Tendu arrière.*

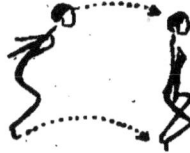

2ᵉ TEMPS DU SAUT :
ARRIVÉE
Losange ouvert.
Tronc vertical.
(*Tendu*).

## 6° Mouvements calmant l'essoufflement
## et les battements de cœur.

**Fixe.** — 1° Pointé, croix, fixe ; 2° Croix, invocation, croix aile fermée, aile ouverte, croix, fixe ; 3° Croix, aile fermée, croix, invocation, fixe ; 4° Hanche, équerre, pointé, équerre, pédale, pointé, losange, fixe, pointé, fixe.

Nоте. — Tous les mouvements d'*extension* des bras ou du corps dans les *pointés* doivent être accompagnés d'une profonde *inspiration ;* et tous les mouvements de *flexion*, d'une profonde *expiration*.

Les mouvements de respiration doivent avoir un rythme lent.

\* \*

Voici un exemple de leçon de gymnastique rationnelle de développement mise en formule d'après les dessins schématiques du tableau annexé à ce Précis.

# Exemple d'une leçon de gymnastique.

## Formulaire.

**I. Entrée.** — Mouvements d'ordre ; Pas suédois ; Pas de parade ; Mise en place sur quatre rangs ; Mise en train.

**II. Tête.** — Fixe *(aile baissée)* ; Tête avant ; Tête arrière, Tête droite, Tête gauche, Torsion droite, Torsion gauche, Fixe, Roulement.

**III. Bras.** — Fixe, Position fondamentale des jambes en Debout équerre, Aile baissée, Invocation, Croix, Invocation, Aile baissée, Croix, Aile, Aile avant, Aile fermée, Aile ouverte, Croix, Fixe.

**IV. Jambes.** — *(Attitude sous-annexe des bras en : Hanche.)* Debout équerre, Losange pointé, Losange fermé, Debout équerre, Fente transverse droite sur Étoile, Pointé, Pentagone, Debout équerre, Crochet gauche, Fléau avant, Crochet oblique, Crochet, Fléau avant, Fléau transverse, Fléau arrière, Debout équerre.

**V. Tronc** *(Partie postérieure)* — *(Hanche)*. Debout équerre, 1/2 Salutation, Redressement, Fente sur Étoile transverse gauche. *(Nuque)* Salutation, Redressement, Debout équerre. *(Invocation)* 1/4 Salam raidi. Redressement, Salam, Redressement, Fixe.

**VI. Tronc** *(Partie antérieure)* — *(Hanche)*. Debout équerre, Fente (gauche arrière), 1/4 Courbe raidie, Redressement, Debout équerre. *(Invocation)* Fente (transverse arrière, droite), 1/2 Courbe raidie, Redressement, Debout équerre, Genou droit, Crochet gauche. *(Nuque)* 1/4 Courbe raidie, Redressement, Debout équerre.

**VII. Tronc** *(Parties latérales)* — *(Nuque)*. Debout équerre, Fente transverse gauche, Éventail gauche, Retour. *(Invocation)* Éventail droit, Retour, Fixe.

**VIII. Tronc** *(Partie abdominale)*. — Fixe *(Croix)*, Fente droite avant, Torsion droite, Retour, Fente gauche avant, Torsion gauche, Retour, Fixe.

**IX. Mouvements combinés et d'équilibre.** — *(Individuels)* Chevalet droit, Chevalet gauche, Debout équerre. *(Hanche)* Fente gauche avant. Chute, Balance, Fixe. *(Collectifs)* Barres jumelles. *(Croix)* Fléau avant, Fléau transverse, Fléau arrière, Fixe. *(Invocation)* Chute, Balance, Fixe.

**X. Poumons et cœur.** — *(Excitation)* Courses, Sauts, Jeux divers, Récréation active.

**XI. Poumons et cœur.** — *(Sédation)* Fixe, Pointé, Croix, Invocation, Croix, Aile fermée, Aile ouverte, Croix, Fixe.

**XII. Sortie.** — Mouvements d'ordre, Pas suédois, Pas de marche scandé.

# Erreur et Vérité.

Pour mieux fixer les esprits sur la valeur réelle de la gymnastique rationnelle éducative, je crois devoir comparer quelques mouvements prescrits par le *Règlement français sur l'Instruction de la gymnastique*, du 22 Octobre 1902 et par le *Manuel de gymnastique Suédois pour les armées de terre et de mer*. Les premiers sont mauvais, les seconds sont bons.

ATTITUDE DEBOUT, FIXE          FENTE, INVOCATION LATÉRALE

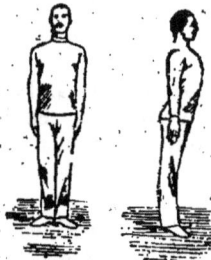

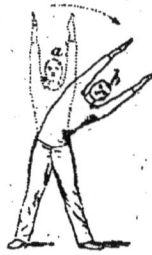

Fig. 9.
*Bonne attitude.*

Fig. 10.
*Bonne attitude.*
a) Debout, Fente latérale.
*Invocation.*
b) Éventail droit.

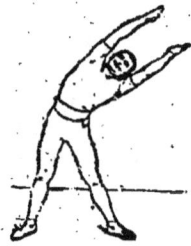

Fig. 11.
*Mauvaise attitude.*

CHUTE, CROCHET DROIT

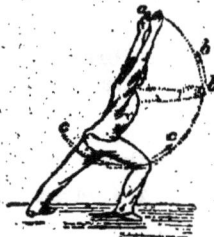

Fig. 12. — *Bonne attitude.*
a) *Invocation ; b) Appel ; c) Passage du bras de Tendu* en arrière en *Appel b* et en *Invocation a.* — Travail des muscles du massif lombaire.

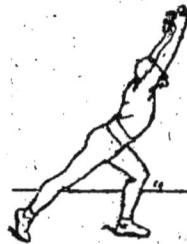

Fig. 13. — *Mauvaise attitude.*
Travail très atténué des muscles du massif lombaire.

ÉQUILIBRE, STABLE : FLÉAU GAUCHE, INVOCATION

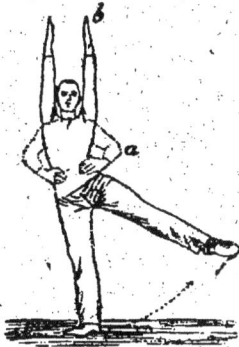

Fig. 14. — *Bonne attitude.*
*a)* Hanche. *b)* Invocation.

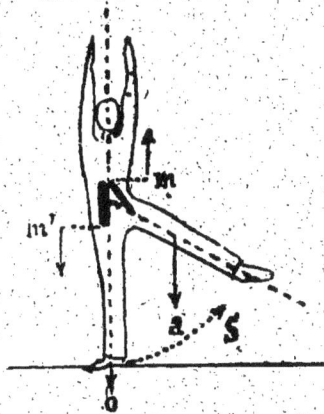

Fig. 15. — *Bonne attitude.*

ANALYSE DE LA FIGURE (Levier du
*3e genre*) : Travail des muscles du massif lombaire. — *o)* Point d'appui du corps sur le plan vertical ; *a)* Poids de la jambe soulevée ; *m)* Muscle *psoas-iliaque* soulevant le poids *a* en prenant un point d'appui sur la colonne vertébrale fixée par les muscles du massif lombaire *m'* ; *s)* Sinus de l'ouverture de la jambe soulevée. — *Équilibre stable.* Travail dynamique des muscles dorso-lombaires pour la fixation de la colonne vertébrale dans le plan vertical *o*.

ÉQUILIBRE INSTABLE : FLÉAU GAUCHE, CROIX

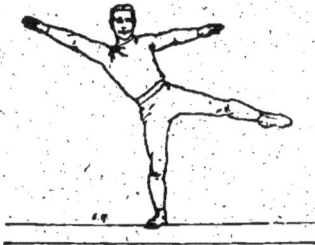

Fig. 16. — *Mauvaise attitude.*

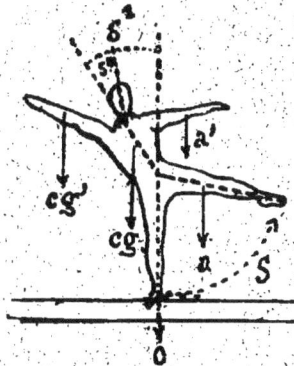

Fig. 17. — *Mauvaise attitude.*

ANALYSE DE LA FIGURE (Levier du
*1er genre*) : *o)* Point d'appui du corps sur le plan vertical ; *a)* Poids de la jambe gauche soulevée ; *a')* Poids du bras soulevé ; *cg)* Centre de gravité du tronc ; *cg')* Centre de gravité du bras droit ; *cg* et *cg'* font opposition *par leurs poids* déplacés en *dehors* du plan *o* aux poids *a* et *a'* ; *s)* Sinus de l'ouverture de la jambe soulevée ; *s1)* Sinus de l'ouverture de la colonne vertébrale déplacée en sens contraire de la jambe gauche. — *Équilibre instable.* Pas de travail des muscles du massif lombaire. Utilisation du poids du corps par le déplacement de son centre de gravité. *Pas d'action localisée du mouvement pour la fixation de la colonne vertébrale.*

ESPALIER

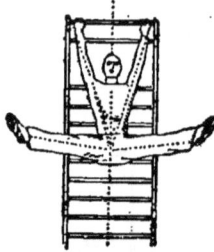

Fig. 18. — *Bonne attitude.*

Fixation de la colonne vertébrale dans le plan vertical, à l'espalier. Point d'appui pris aux mains en *Invocation ouverte*, *Fléau ouvert* avec point d'appui des jambes pris au bassin *immobilisé (Levier du 3e genre).* Travail musculaire localisé.

BARRE FIXE

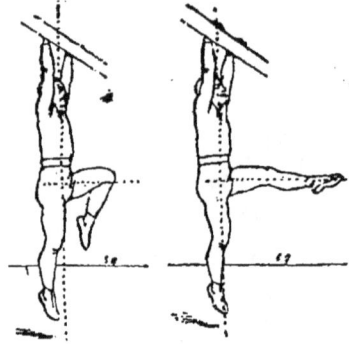

Fig. 19. — *Mauvaise attitude.*

Pas de fixation de la colonne vertébrale dans le plan vertical. Un seul point d'appui sur les mains. Attitudes de compensation prises entre le tronc et la jambe soulevée. Travail musculaire non localisé. •

BARRES PARALLÈLES

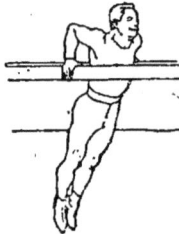

Fig. 20.
*Mauvais exercice.*

Cet exercice supprime l'élasticité de la cage thoracique. Celle-ci est *fixée* par le point d'appui des bras pris à son sommet pour soulever le corps.

BOMME (Poutre mobile).

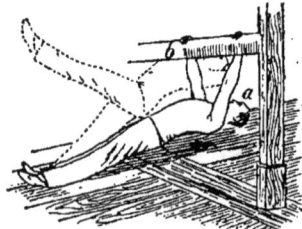

Fig. 21. — Tombé arrière appuyé.
a) En *Appel* ; b) En *Aile* et *Fléau*
(alternativement):

Le poids de la masse, placée *au-dessous* du diaphragme maintient ce muscle en *expiration* ; il oppose également une force antagoniste aux muscles *inspirateurs* placés *au-dessus* du diaphragme, ceux-ci ne pouvant fonctionner physiologiquement.

L'omoplate bascule sur le point d'appui pris par les bras sur l'articulation de l'épaule. Ce mouvement de bascule ne soulève pas la cage thoracique, d'où nullité du bénéfice au point de vue respiratoire et le plus souvent suppression de la respiration et congestion cérébrale ou pulmonaire. C'est du *sport aérien à poids lourd.*[1]

1. — Dr PHILIPPE TISSIÉ : *Les Jeux et les Sports en Thérapeutique ; Les Poids lourds,* page 163, in Bibliothèque de Thérapeutique de MM. les professeurs Gilbert et Carnot. (Physiothérapie). — Paris, J.-B. Baillière et fils, 1909.

BOMME (Poutre mobile).

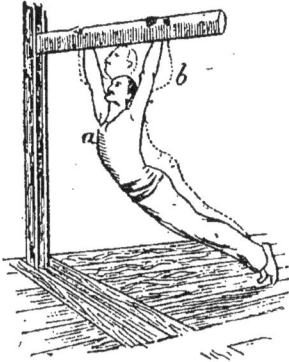

Fig. 22.
Tombé avant appuyé.
*a)* En *Invocation ; b)* En *Aile*
(alternativement).

SAUTS

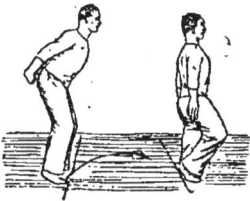

Fig. 23.

Saut rationnel, jambes ouvertes,
bras tendus en bas, tronc vertical.

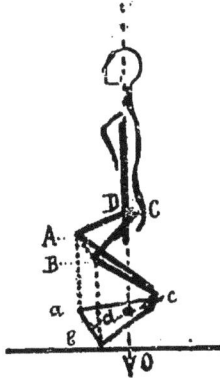

Fig. 24.

ANALYSE DU SAUT : ABC. Triangle formé par les
jambes et le tronc ; *a b c)* Projection de ce
triangle sur le sol ; O. Plan vertical sur lequel
s'établit le point d'appui du corps sur le sol ;
D. Centre de gravité du corps passant par
le centre de gravité du triangle de sustentation *a b c,* à ses 2/3 supérieurs en *d* et par
le point d'appui du corps O. — Attitude obtenue par le travail dynamique des muscles
dorso-lombaires avec les bras tendus en bas dans les plans D et O *(Équilibre stable).*

SAUTS

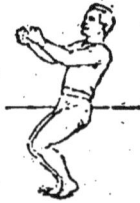

**Fig. 25.**
Saut irrationnel.
Jambes fermées,
bras tendus en
avant, tronc oblique
en arrière.

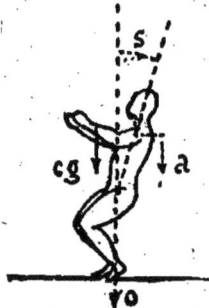

**Fig. 26.**
Analyse du saut : O Point
d'appui du corps sur le sol ;
a) Poids du tronc tombant
en *dehors* du plan O ; *cg)*
Centre de gravité des bras
se déplaçant en avant pour
faire opposition par son
poids, à celui du tronc *a*.
S. Sinus de l'ouverture de
l'angle formé par le plan
de la colonne vertébrale en
dehors du plan du point
d'appui passant par O.

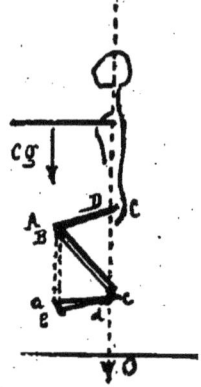

**Fig. 27.**
ABC. Triangle formé par les
jambes fermées ; *abc)* Projection de ce triangle sur le
sol ; O. Plan sur lequel est
établi le point d'appui du
corps passant au sommet
du triangle ; D Centre de
gravité du corps passant en
O au sommet du triangle ;
*cg)* Centre de gravité et
poids des bras porté en
dehors et en avant des
plans D et O. — Mauvaise
attitude. Pas de travail dynamique des muscles (*Équilibre instable*).

SAUT D'OBSTACLE   SAUT A LA PERCHE

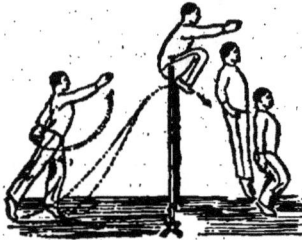

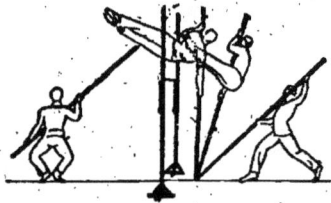

**Fig. 28. — Saut rationnel.**   **Fig. 29. — Saut rationnel.**

SAUT D'OBSTACLE

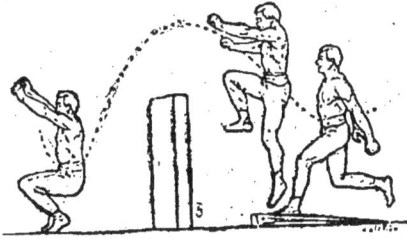

Fig. 30. — *Saut irrationnel.*

DOUBLE BOMME

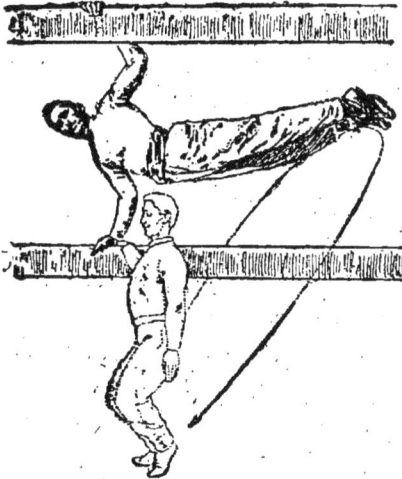

Fig. 31. — *Saut au Double Bomme.*

LUTTE

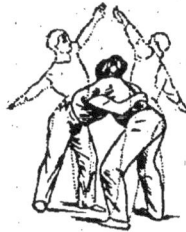

Fig. 32.

*Prise de lutte ayant une action sur les muscles de la région dorso-lombaire.*

# CHAPITRE IV

## Lexique du Commandement.

———

Nous faisons suivre la description de chaque mouvement d'une note indiquant les principales fautes qu'on peut accomplir avant ou pendant l'exécution. Nous avons cherché ainsi à bien faire comprendre la valeur capitale de la position fondamentale en gymnastique éducative. Nous avons voulu surtout éviter les tâtonnements et les erreurs aux exécutants et aux maîtres, persuadé que nous sommes que le peu de résultats obtenus provient de l'ignorance des fautes commises et par cela même de l'incorrection des mouvements exécutés. La position de *Fixe* est l'attitude gymnastique la plus difficile à conserver sans commettre de fautes. C'est de sa pureté que dépend la valeur des mouvements exécutés de plain pied. Nous en donnons une description aussi complète que possible; nous signalons les fautes commises dans cette attitude.

### Terminologie.

#### Positions fondamentales.

**I. Fixe.** — Corps reposant sur la plante des pieds en position debout. Pieds en équerre, jambes tendues, bras tendus en bas, poitrine développée en avant, épaules rejetées en arrière, tête dans l'axe du corps, menton dans le plan vertical, non relevé, axe de la bouche dans le plan horizontal, mains ouvertes, face palmaire tournée du côté de la cuisse, doigts tendus.

*La position fondamentale de Fixe, en forme pure,* est assurée par huit temps préparatoires. 1ᵉʳ TEMPS : Fixation de l'articulation du cou-de-pied. 2ᵉ TEMPS : Fixation de la jambe par la contraction des muscles de la cuisse avec fixation de la rotule contre l'articulation du genou. 3ᵉ TEMPS : Fixation du bassin par la contraction des muscles du massif lombaire et extension de la colonne vertébrale fixée dans le plan vertical par les muscles de toute la région dorso-lombaire. 4ᵉ Temps : Fixation de l'abdomen par la contraction du muscle grand droit de l'abdomen en fixant l'appendice xyphoïde dans le plan vertical du pubis. Contraction des muscles de la ceinture abdominale. Ventre enfoncé et creusé faisant opposition à l'ensellure des lombes *et la corrigeant.* 5ᵉ Temps : Fixation des épaules par la contraction des faisceaux musculaires du trapèze et du rhomboïde pour la fixation du bord interne des omoplates le long de la colonne vertébrale et sur la cage thoracique, *dans un plan vertical.* Projection *sans raideur* du moignon des épaules en arrière, développement de la poitrine sans forte tension du grand et du petit pectoral, la cage thoracique devant fonctionner facilement pour le libre jeu des poumons. 6ᵉ Temps : Fixation de la tête par la contraction des muscles du cou, trapèze (faisceau supérieur), splenius, scalènes, sterno-cleïdo-mastoïdien pour la fixation de la tête sur la colonne vertébrale dans le plan vertical. 7ᵉ Temps : Fixation des bras par la contraction des muscles de l'épaule, et du bras (triceps brachial) pour la fixation de l'avant-bras sur le bras tendu le long du corps. 8ᵉ Temps : Fixation de la main par la contraction des muscles extenseurs de la main sur l'avant-bras, et fixation des doigts tendus sur la paume de la main.

**Fixe.** — Fautes : 1. Les *pieds* sont mal posés sur le sol. Ils ne reposent pas complètement sur leur plante.

2. L'*articulation* du cou-de-pied est relâchée en flexion interne ou externe.

3. Les *rotules* ne sont pas solidement fixées, les genoux sont anguleux. Le muscle quadriceps femoral n'est pas assez contracté.

4. Les *reins* sont, ou trop creusés en avant avec ensellure concave ; ou trop arrondis en arc convexe en arrière.

5. L'*abdomen* est trop projeté en avant avec ensellure de compensation des reins. Le muscle grand droit de l'abdomen n'est pas assez contracté et tendu entre le pubis et le sternum. La ceinture musculaire abdominale est relâchée, elle n'est pas resserrée au maximum pour former un ventre rétréci en maintenant la masse gastro-intestinale d'avant en arrière et de dehors en dedans, en dilatant la cage thoracique de bas en haut.

6. La *colonne vertébrale* est tassée sur elle-même, d'où des attitudes de compensation en cyphose, en lordose, en scoliose, etc., ou des chutes du tronc en avant ou latéralement.

La onzième vertèbre dorsale, où se trouve situé le centre de gravité du corps, n'est pas fixée par les muscles extenseurs de la colonne vertébrale.

7. Les *épaules* tombent. Le moignon est affaissé, il est porté en avant, avec creux caractéristique sous-claviculaire.

8. L'*angle inférieur des omoplates* est projeté d'avant en arrière avec soulèvement. On peut passer le bout des doigts sous cet angle, non fixé dans le plan vertical contre la cage thoracique. La cause en est dans

le défaut d'entraînement du *grand dorsal*, fixateur de cet angle et dans la traction antagoniste du *petit pectoral* qui s'insérant à l'apophyse coracoïde fait basculer l'omoplate de haut en bas et d'arrière en avant.

9. La *tête tombe en avant*, elle n'est pas fixée dans le plan vertical. La septième vertèbre cervicale fait une saillie en arrière. Par effet compensateur de bascule l'angle inférieur des omoplates est repoussé en arrière en raison de la projection de la tête en avant. La tête doit être fixée par les faisceaux supérieurs du trapèze, par le splenius, par l'action synergique et antagoniste des scalènes, etc.

10. Le *dos est vouté en cyphose* en raison même de la chute de la tête en avant. Cette voussure est en raison directe de la longueur du cou. Plus le bras de levier formé par les vertèbres cervicales est long, plus le poids de la tête est grand ; et plus il agit par compensation sur les vertèbres dorsales supérieures et sur la cage thoracique, d'où la voussure de celle-ci et projection des omoplates en arrière. D'où nécessité absolue de bien fixer tout d'abord la tête dans tout mouvement de gymnastique respiratoire.

11. Les *bras sont anguleux* au coude. Il faut les tendre le long du corps en agissant fortement sur le *triceps* brachial.

12. Le *poignet est anguleux*, il forme un coude avec l'avant-bras, il est fléchi en dedans. Il faut le placer dans le même plan que l'avant-bras et le bras par l'entraînement des extenseurs.

13. Les *doigts* sont à demi fléchis ou les poings sont fermés. Il faut que les mains soient ouvertes et les doigts tendus au maximum par l'action des extenseurs.

14. Le *sternum est aplati*, enfoncé d'avant en arrière, et concave à son sommet par compensation du dos qui est convexe.

15. Au *commandement de Fixe*, l'exécutant mal entraîné prend automatiquement des attitudes de compensation suivantes :

S'il tend les jambes en fixant les rotules, il incline le tronc en arrière.

S'il fixe le tronc, il plie les jambes.

S'il fixe le sommet du thorax, il projette l'abdomen en avant.

S'il fixe l'abdomen, il porte le sommet du thorax en avant.

S'il fixe la tête, il porte le thorax et le ventre en avant, il plie les genoux.

Les attitudes de compensation se révèlent quand on étalonne la face postérieure du corps contre un mur.

16. Le commandement de Fixe consiste à remonter bout à bout toutes les articulations du corps dans le plan vertical.

Il faut toujours commencer par la base, c'est-à-dire par les pieds.

On commande : *Pieds — Genou — Reins — Ventre — Épaules — Tête — Coude — Mains.*

1° Pied : Fixation du cou-de-pied.

2° Genou : Fixation du genou.

3° Reins : Fixation du bassin.

4° Ventre : Fixation de la ceinture abdominale et surtout du grand droit de l'abdomen tendu au maximum entre le pubis et le sternum.

5° Épaules : Fixation des omoplates avec projection en dehors du moignon des épaules.

6° Tête : Fixation de la tête dans le plan vertical par les scalènes, par le sterno-cléïdo-mastoïdien et les faisceaux supérieurs du trapèze.

7° Coude : Fixation du coude par l'action du triceps brachial.

8° Mains : Fixation de la main dans le plan du bras.

On peut compter 1, 2, 3, 4, 5, 6, 7, 8, dès que l'exécutant connaît l'équivalent du chiffre, par rapport au segment à immobiliser.

**II. A Genoux.** — Corps reposant sur les genoux, le buste vertical, dans la position de *Fixe*, bras tendus en bas, etc.

**A Genoux.** — FAUTES : Les *pieds* sont obliquement déviés en dedans ou en dehors, ils ne portent pas dans le plan vertical.

Les *genoux* ne sont pas fixés sur une même ligne, un genou avance au devant de l'autre.

Les *jambes* sont écartées (à moins qu'on n'impose les jambes écartées comme position *dérivée*).

Le *tronc* est projeté en dehors de la verticale, le plus généralement en arrière, ou latéralement à droite ou à gauche, ou en avant.

La *ceinture abdominale* n'est pas fixée, le plus souvent l'abdomen forme un arc de cercle.

La *tête* tombe en avant.

Le *dos* est voûté.

Les *épaules* tombent avec projection en avant. C'est la même faute qu'en *Fixe* mais amplifiée.

Les *bras* sont anguleux.

CORRECTION : Fixer la tête, le tronc (dos, cage thoracique, abdomen) et les cuisses dans le plan vertical.

**III. Assis.** — Corps reposant sur le siège, le buste vertical dans la position de *Fixe*, bras tendus en bas, jambes pliées à angle droit, la plante des pieds reposant sur le sol.

**Assis.** — FAUTES : Les *pieds* ne reposent pas sur le sol par leur plante ou bien ils sont mal assujettis aux agrès servant de point d'appui ; celui-ci doit être pris sur les orteils dans les mouvements de flexion du tronc en arrière.

Les *jambes* sont mal fixées ou elles sont trop ouvertes ou trop pliées, elles ne forment pas un angle droit avec les cuisses.

*Tête et tronc*, mêmes fautes qu'en *Fixe* et à *Genou* avec affaissement plus grand du dos voûté et des épaules tombant en avant, par relâchement des muscles extenseurs du rachis et fixateurs des omoplates.

*Bras et mains*, mêmes fautes qu'en *Fixe*.

CORRECTION : Il faut placer les jambes à angle droit.

Si l'on fixe les pieds à l'agrès ou si on les fait tenir par un opposant comme point d'appui pour une extension du tronc en arrière, il faut tendre les jambes en fixant fortement les rotules par le moyen du quadriceps fémoral.

Redresser la colonne vertébrale, du sacrum à la tête, en fixant chaque vertèbre.

Provoquer une légère ensellure des reins; la faute alors commise très fréquemment est la flexion des jambes avec relâchement du quadriceps fémoral, les genoux plient. Il faut que les jambes soient bien tendues, les reins bien creusés; la colonne vertébrale verticale à angle droit sur le siège donnant le point d'appui au sacrum.

L'abdomen doit être creusé, le muscle droit antérieur bien tendu.

**IV. Couché.** — Corps allongé par terre, sur le dos, dans la position de *Fixe*, bras tendus le long des jambes, etc.

**Couché.** — FAUTES : Le corps étant étendu sur le dos sur le plancher ou sur le banc suédois, doit porter entièrement de la tête aux pieds sur la surface horizontale.

Les fautes commises le plus souvent sont les suivantes :

Les *pieds* ne reposent pas complètement sur la face postérieure des talons.

Les *genoux* sont anguleux, le creux de la cuisse (creux proplité) ne porte pas sur le sol.

L'*abdomen* est projeté de bas en haut par l'ensellure des reins.

Les *reins* ne portent pas sur le plan horizontal à cause de l'ensellure de compensation provoquée par la voussure en cyphose des épaules.

La *tête* est rejetée en arrière, elle ne porte pas sur l'occiput.

Le *cou* est trop rejeté en arrière, il n'est pas droit.

Les *omoplates* ne sont pas rapprochées, l'angle inférieur proéminant appuie plus que l'épine de l'omoplate.

Les *bras* placés le long du corps sont anguleux. L'olécrane porte plus que le dos de la main, l'avant-bras étant légèrement fléchi sur le bras.

**V. Suspendu.** — Corps suspendu en l'air par les mains, à un point d'appui (barre, espalier, poutre, etc.), dans la position de *Fixe*, sauf pour les bras qui sont tendus en haut.

**Suspendu à l'Espalier.** — Fautes : Les *mains* sont mal accrochées au barreau supérieur de l'espalier par le bout des doigts. Le pouce ne serre pas la pince formée par la main saisissant en entier le barreau.

Les *coudes* sont anguleux, les bras ne s'étalonnent pas contre l'espalier dans le plan vertical.

Les *bras* sont, ou trop rapprochés ou trop écartés et entr'ouverts, les mains sont ainsi placées trop près ou trop loin de l'axe du corps. Les bras doivent être tendus parallèlement à l'axe du corps.

Le *tronc* est projeté en avant en raison du degré de la voussure des épaules. La colonne vertébrale ne s'étalonne pas contre le plan vertical de l'espalier. Le tronc est alors rejeté en avant, ou par côté à gauche ou à droite, selon que le point d'appui des mains est plus ou moins bien fixé au premier barreau par l'une ou l'autre main.

L'ensellure des reins est en raison de la voussure du dos.

L'*abdomen* est projeté en avant d'après le degré de l'ensellure, il est projeté latéralement ainsi que le tronc d'après la courbure de la lordose à droite ou à gauche. Le muscle droit antérieur n'est pas fortement tendu.

Le *bassin* est mal assujéti, il ne porte pas sur l'espalier par le sacrum.

L'espace qui sépare le sacrum de l'espalier dépend du degré de voussure du dos.

Les attitudes de compensation sont prises mais la rigidité du plan vertical sur lequel le tronc est étalonné rend ces attitudes très douloureuses d'où la courte durée de leur tenue. Les douleurs se produisent aux épaules, au bassin, au pubis, au sacrum, etc.

Les jambes anguleuses sont projetées en avant ; elles ne portent pas complètement contre l'espalier ; les mollets en sont éloignés plus ou moins, les talons ne touchent pas à l'espalier.

Correction : Placer les bras parallèles à l'axe du corps ; fixer la colonne vertébrale contre l'espalier ; fixer l'abdomen, tendre surtout le muscle droit antérieur. Éviter l'ensellure des reins, tendre les jambes, toucher l'espalier avec les talons.

## PIEDS

**Étoile.** — Tracer sur le sol une étoile à huit branches, poser alternativement le pied droit ou gauche sur l'une des branches droite ou gauche, d'après l'effet physiologique qu'on veut obtenir du mouvement par sa localisation à telle ou telle partie du corps entrant en fonction d'après le point d'appui pris sur les branches de l'étoile en Av — TA'D — TD — TA'D — Ar ou en Av — TA'G — TG — TA'G Ar.

<table>
<tr><td>Avant (Av) 90°.</td><td></td><td>Arrière (Ar) 270°.</td></tr>
<tr><td>Transverse avant,<br>Droit (TA'D) 45°.</td><td></td><td>Transverse avant,<br>Gauche TA'G) 135°.</td></tr>
<tr><td>Transverse,<br>Droit (TD) 0°.</td><td></td><td>Transverse,<br>Gauche (TG) 180°.</td></tr>
<tr><td>Transverse arrière,<br>Droit (TA'D) 315°.</td><td></td><td>Transverse arrière,<br>Gauche (TA'G) 225°.</td></tr>
</table>

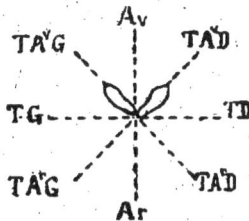

Sur ce dessin les pieds sont placés en équerre sur les lignes TAv G, TAv D ; le pied droit, en Transverse avant droit ; le pied gauche, en Transverse avant gauche.

**Équerre.** — Pieds formant un V, reposant sur le sol, au centre de l'étoile, talons réunis au sommet du V.

**Équerre.** — FAUTES : Les pieds sont trop écartés ou trop rapprochés, le poids du corps n'est pas réparti également sur les deux pieds.

**Debout-Équerre.** — Retour à la position verticale du corps après un exercice qui a déplacé le centre de gravité du corps. *Debout équerre* est semblable à *Fixe* avec cette différence que les bras en *Debout équerre* conservent la position annexe ou sous-annexe qu'ils ont prise dans le mouvement précédent, tandis qu'ils s'abaissent tendus en bas, en *Fixe*.

**Unis.** — Pieds, reposant sur le sol, unis par leur bord interne.

**Unis.** — FAUTES : Les pieds ne sont pas fortement unis par leur bord interne.

**Plat.** — Retour du *pointé* ou *demi-pointé* à la position des pieds reposant entièrement sur le sol par leur face plantaire.

**Équerre-Unis.** — Point d'appui du corps pris sur les talons. Les pieds passent alternativement de la position *équerre* à la position *unis*, et *vice versa*, en ouvrant et en fermant l'angle, la plante des pieds reposant et glissant sur le sol en *Plat*.

**Équerre-Unis.** — FAUTES : Le tronc se penche en avant. Le mouvement doit porter sur les muscles latéraux des cuisses et surtout sur la fascia lata ; le corps doit être placé en *Fixe*.

**Demi-Pointé.** — Élévation du corps sur la pointe des pieds, en *équerre* ou *unis* avec point d'appui sur la métatarse.

**Pointé.** — Élévation du corps sur la pointe des pieds, en *équerre* ou *unis* avec point d'appui sur les orteils.

**Pointé.** — FAUTES : *Pieds*. L'articulation du cou-de-pied n'est pas fixée, les ligaments sont relachés, les pieds sont projetés de dehors en dedans par leur bord externe, le bord interne est relevé, les malléoles sont écartées en dehors et de haut en bas ; ou bien c'est le contraire, les malléoles sont opposées de dedans en dehors.

Les *talons* s'écartent, ne peuvant rester unis. L'attitude en *Équerre* ou en *Uni* n'est pas pure.

Les *genoux* sont anguleux.

Les fautes commises sont celles de *Fixe*, avec chute du corps en avant due à un équilibre d'autant plus instable que les muscles extenseurs sont moins entraînés.

Le soulèvement du corps sur le tarse est peu accentué.

CORRECTION : Fixer les ligaments du cou-de-pied afin que le jeu en extension du pied sur la jambe n'abandonne pas le plan antéro-postérieur. Fixer les talons, l'articulation du cou-de-pied. Soulever le corps sur les orteils dans le plan vertical.

**Pied droit, avant, uni.** — Les deux pieds étant unis, le pied droit est porté sur la ligne verticale antérieure de l'étoile (angle de 90°) le talon du pied droit touchant le bout du pied gauche.

**Pied droit, arrière, uni.** — Même position des pieds unis, le bout du pied droit vient se placer en arrière du pied gauche, touchant le talon gauche.

**Pied droit, avant.** — Le pied droit se porte en avant sur la ligne verticale de 90° de l'étoile, à *une* longueur de pied.

**Pied droit, transverse, avant.** — Le pied se porte sur la ligne oblique de l'étoile par un angle de 45°, à *une* longueur de pied.

**Pied droit, transverse.** — Le pied se porte sur la ligne horizontale de 0° de l'étoile, à *une* longueur de pied.

**Pied droit, transverse, arrière.** — Le pied se porte en arrière sur la ligne oblique de l'étoile par un angle de 315° à *une* longueur de pied.

**Pied droit, arrière.** — Le pied se porte en arrière sur la ligne médiane postérieure de l'étoile par un angle de 270°, à *une* longueur de pied.

**Pied gauche, avant, uni.** — Les deux pieds étant unis, le pied gauche se porte en avant, le talon venant toucher la pointe du pied droit sur la ligne médiane antérieure de l'étoile (angle de 90°).

**Pied gauche, arrière, uni.** — Le bout du pied gauche vient toucher le talon du pied droit en arrière.

**Pied gauche, avant.** — Le pied gauche se porte en avant sur la ligne verticale de 90° de l'étoile, à *une* longueur de pied.

**Pied gauche, transverse, avant.** — Le pied se porte sur la ligne oblique de l'étoile par un angle de 135°, à *une* longueur de pied.

**Pied gauche, transverse.** — Le pied se porte sur la ligne horizontale à 180° de l'étoile, à *une* longueur de pied.

**Pied gauche, transverse, arrière.** — Le pied se porte en arrière sur la ligne oblique de l'étoile par un angle de 225°, à *une* longueur de pied.

**Pied gauche, arrière.** — Le pied se porte en arrière sur la ligne médiane postérieure de l'étoile par un angle de 270°, à *une* longueur de pied.

**Pieds tenus.** — Les pieds étant placés sur un des segments de l'étoile, sont maintenus fixes par un agrès qui sert de point d'appui, ou à main d'homme, à défaut d'agrès.

**Pied droit tenu.** — Seul, le pied droit est maintenu fixe.

**Pied gauche tenu.** — Seul, le pied gauche est maintenu fixe.

**Pédale.** — Mouvement de pédale des pieds dans la station *Debout équerre*. Porter le poids du corps sur les talons, puis soulever alternativement la pointe du pied gauche et du pied droit aussi haut que possible en fléchissant le pied sur la jambe et laisser retomber le pied à terre.

**Pédale.** — FAUTES : Les *pieds* reposent mal sur le sol, ils ne portent pas sur leur face plantaire.

Le poids du corps est porté en avant et non sur les talons. L'aire de l'angle de flexion du pied est ainsi amoindrie.

CORRECTION : Porter le poids du corps sur les talons, en maintenant le corps en *Fixe*. Fléchir les pieds au maximum. Action sur les péroniers.

**1/2 Tour, droit.** — Les talons étant réunis, les pieds en équerre, le pied droit est porté à angle droit derrière le pied gauche à dix centimètres environ de distance. Le corps pivote de gauche à droite, sur les talons. Puis le pied gauche est ramené en *équerre* à côté du pied droit.

**1/2 Tour, gauche.** — Même mouvement sur le pied *gauche.*

**1/2 Tour marché, droit.** — Dans le cours de la marche, pivoter sur le pied droit en élevant le corps sur la pointe des pieds et reprendre le mouvement de la marche en sens inverse.

**1/2 Tour marché, gauche.** — Même mouvement qu'à droite mais en sens contraire, en pivotant sur le pied gauche.

**1/2 Tour pirouetté, droit.** — Les pieds étant en équerre ou unis, porter le pied gauche par dessus le pied droit et le poser à terre, en croisant les jambes, le pied gauche venant se placer à droite du pied droit. Soulever le corps sur la pointe des pieds. Pirouetter à gauche et se retrouver en équerre.

**1/2 Tour pirouetté, gauche.** — Même mouvement exécuté en sens contraire qu'à droite.

## JAMBES

**Fente.** — Jambes ouvertes, tendues en avant, transverse avant, transverse, transverse arrière, arrière, de *trois* longueurs de pied sur les branches de l'étoile. *Fente droite avant*, le pied droit se pose sur la branche, à 90°; dans *Fente oblique droite avant*, le pied droit se pose sur la branche oblique à 45°; dans *Fente transverse droite*, le pied droit se pose sur la branche latérale droite à 0°. (page 46).

La fente latérale se fait bilatéralement. Le corps étant en *Fixe* et le centre de gravité placé dans l'axe, on déplace la jambe droite à droite, puis la jambe gauche à gauche, les deux petites fentes ainsi produites tour à tour à droite et à gauche ramènent le centre de gravité dans le plan où il se trouvait avant l'exécution de la première petite fente à droite. Les deux petites fentes en s'additionnant constituent la fente normale.

Une grande fente à droite ou à gauche produite du premier

coup rompt trop l'équilibre du corps par un trop grand angle de déplacement du centre de gravité.

**Fente.** — Fautes : Mêmes fautes qu'en *Fixe*. Jambes mal tendues et anguleuses. Pieds reposant mal sur le sol. Reins non fixés, etc.

**Fente sur l'Étoile.** — Dans la position fondamentale dérivée de *Fente sur Étoile*, les pieds doivent tour à tour être placés sur les branches de l'étoile, à droite et à gauche. Sur cette position fondamentale des jambes, le tronc prend des positions annexes auxquelles s'ajoutent par degrés d'intensité les positions annexes ou sous-annexes des bras et de la tête. (page 63).

**Fléau.** — Jambes tendues, raidies, formant la masse d'un fléau jouant autour de l'articulation du bassin, dans la position debout, couchée sur le dos, ou en suspension par les mains, à un point d'appui, le dos étant maintenu verticalement le long de l'espalier ou d'un mur. Le jeu des jambes sur le bassin se règle au 1/4, à la 1/2, aux 3/4 d'ouverture d'angle.

Le fléau est une *fente* des jambes avec un seul point d'appui pris sur une jambe, l'autre jambe étant soulevée au-dessus du sol, ou bien avec un point d'appui sur le dos ou sur le ventre ; les deux jambes étant libres, sont mises en fente. (page 46).

**Fléau.** — Fautes : Mêmes fautes qu'en *Fixe*, en *Couché* ou en *Suspendu*.

En Fixe : Les jambes sont anguleuses et mal tendues, le pied de la jambe soulevée n'est pas tendu. Le centre de gravité du corps n'est pas fixé dans le plan vertical. Par attitude de compensation, le tronc est projeté sur le plan opposé à celui de la jambe soulevée : en *arrière* quand la jambe est soulevée *(Fig. 33)* en *avant* ; en *avant* quand la jambe est soulevée en *arrière* *(Fig. 34)* ; à *gauche* quand la jambe est soulevée à *droite* ; à *droite* quand la jambe est soulevée à *gauche*.

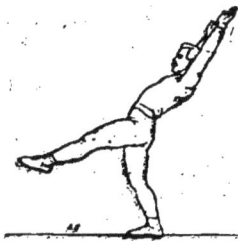

Fig. 33. — Fléau avant.
Levier du 1er genre.
(*Équilibre instable.*)

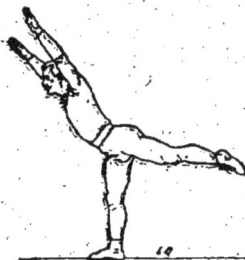

Fig. 34. — Fléau arrière.
Levier du 1er genre.
(*Équilibre instable.*)

La *figure 35* en fléau *arrière* établit la différence du travail musculaire de la région dorso-lombaire d'après la fixation ou la non fixation du tronc dans le plan vertical. Avec la non fixation du tronc on a affaire à un levier du 1er genre *interappui* en équilibre instable sans action directe sur le développement de la cage thoracique ; avec la fixation du tronc, on a affaire à un levier *interpuissant*, en équilibre d'autant plus stable que les muscles du massif dorso-lombaire sont mieux entraînés. Le travail est différent. Dans le premier cas il est soumis à la loi du moindre effort, le poids du tronc déplacé sert à soulever le poids de la jambe sans localisation du travail musculaire ; dans le second cas il est soumis à la loi du plus grand effort, avec localisation du travail musculaire.

EN COUCHÉ : Les jambes sont anguleuses et mal tendues. Dans le fléau avec une jambe, l'autre jambe est soulevée par attitude de compensation. Dans le double fléau avec les deux jambes, celles-ci sont anguleuses, la pureté de la flexion des jambes sur le bassin dépend de la pureté de la fixation du dos sur le plan horizontal. Dans l'abaissement des jambes, celles-ci reviennent trop vite, sur le sol, le muscle grand droit de l'abdomen n'est pas assez tendu, les muscles des lombes ne sont pas assez puissants pour fixer les vertèbres donnant un point d'appui rigide aux faisceaux lombaires du psoas-iliaque.

La respiration est supprimée, d'où congestion du cerveau.

EN SUSPENDU : Mêmes fautes qu'en *Couché*, avec projection du bassin en avant et ensellure compensatrice des reins. Mêmes fautes au point de vue respiratoire.

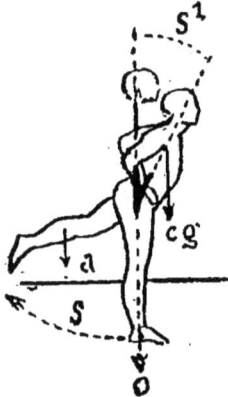

Fig. 35. — Fléau arrière.
Levier du 1er genre dans l'attitude penchée du tronc *(équilibre instable)*.
Levier du 3e genre dans l'attitude verticale du tronc *équilibre stable)*.

**Fléau droit, avant.** — La jambe droite rigide est soulevée dans le plan antérieur de l'étoile (90°). (page 46).

**Fléau droit, transverse, avant.** — La jambe droite rigide est soulevée dans le plan oblique antérieur de l'étoile (45°).

**Fléau droit, transverse.** — Jambe droite rigide soulevée dans le plan transverse de l'étoile (0°).

**Fléau droit, transverse, arrière.** — Jambe droite rigide soulevée dans le plan oblique postérieur de l'étoile (315°).

**Fléau droit, arrière.** — Jambe droite rigide soulevée dans le plan postérieur de l'étoile (270°). (page 46).

**Fléau gauche, avant.** — Jambe gauche rigide soulevée dans le plan antérieur de l'étoile (90°).

**Fléau gauche, transverse, avant.** — Jambe gauche rigide soulevée dans le plan oblique antérieur de l'étoile (135°).

**Fléau gauche, transverse.** — Jambe gauche rigide soulevée dans le plan transverse de l'étoile (180°). (page 46).

**Fléau gauche, transverse, arrière.** — Jambe gauche

rigide soulevée dans le plan oblique postérieur de l'étoile (225°).

**Fléau gauche, arrière.** — Jambe gauche rigide soulevée dans le plan postérieur de l'étoile (270°).

**Fléau droit, oblique.** — La jambe droite étant placée en crochet oblique, la tendre fortement.

**Fléau gauche, oblique.** — Même mouvement que pour la jambe droite.

**Fléau accroupi.** — Le corps accroupi sur une jambe pliée, soulever l'autre jambe en avant, tendue en fléau. (page 46).

**Fléau appuyé.** — La jambe soulevée prend un point d'appui par le pied à un agrès ou bien est maintenue à main d'homme.

Ainsi : *Fléau droit, transverse avant appuyé* veut dire jambe droite tendue rigide soulevée dans le plan oblique antérieur par 45° de l'étoile et maintenue fixe à un point d'appui.

**Double fléau couché.** — Dans la position fondamentale *Couché* sur le dos, élever les jambes à angle droit, les entr'ouvrir en forme de V et les refermer alternativement. (page 46).

**Double fléau suspendu.** — Dans la position fondamentale *Suspendu* par les mains à l'espalier, soulever les jambes à angle droit, les entr'ouvrir en forme de V et les refermer alternativement. (page 46).

**1/4 Losange.** — Pieds en équerre, demi pointé, quart de flexion des cuisses sur les jambes ouvertes de dedans en dehors, formant un losange, tronc vertical. (page 46).

**1/2 Losange.** — Même mouvement, avec demi-flexion des cuisses formant un losange, tronc vertical.

**Losange fermé.** — Pieds en équerre, demi pointé, flexion complète des cuisses sur les jambes, siège reposant sur les talons, tronc vertical.

**Losange.** — FAUTES : Mêmes fautes qu'en *Fixe* pour le tronc et qu'en *pointé* pour les pieds en *Equerre*.
Les genoux ne sont pas assez écartés.
Le tronc n'est pas fixé dans le plan vertical, les bras sont mal tendus le long du corps.

**Pentagone.** — Fente, sur étoile, pointé, demi flexion des cuisses sur les jambes. Les cuisses, les jambes et la ligne du sol doivent passer par un plan sur lequel les cinq lignes dessinent un pentagone régulier. (page 46).

**Pentagone.** — FAUTES : Mêmes fautes qu'en *Fixe* pour le tronc et qu'en *Pointé* pour les pieds.

La fente n'est pas assez grande. Les jambes ne sont pas assez écartées. La flexion des jambes n'est pas *assez* prononcée ou l'est *trop*.

**Crochet.** — Cuisse levée formant un angle droit avec l'axe vertical du corps, jambe tombant vers le sol à angle droit sur la cuisse et formant crochet. Le crochet est le *fléau* brisé à angle droit, à l'articulation du genou. (page 46).

**Crochet.** — FAUTES : Mêmes fautes qu'en *Fixe* pour le tronc. La jambe est plus ou moins pliée sur la cuisse. Cette faute est très fréquente. La pointe du pied n'est pas dirigée vers le sol.

**Crochet pointé-pédale.** — Alternativement, *extension* du pied sur la jambe, pointe du pied dirigée vers le sol, pied *tendu* de haut en bas, et *flexion* du pied sur la jambe, pied *plié* de bas en haut. Mouvement excellent pour l'entraînement du pied.

**Crochet oblique droit.** — La jambe droite soulevée étant placée en crochet, faire exécuter à la cuisse un mouvement de rotation en dehors, comme pour l'attitude losange.

**Crochet oblique gauche.** — Même mouvement pour la jambe gauche. (page 46).

**Battu.** — Mouvement alternatif de la jambe soulevée en crochet et passant en fléau.

**Battu oblique.** — Mouvement alternatif de la jambe soulevée passant du crochet au fléau oblique.

**Rond de jambe à terre.** — Fixe. Fente droite avant, fléau pointé, le bout des orteils touchant le sol, tracer avec la pointe du pied droit un cercle sur le sol, dont le diamètre est représenté par la distance qui sépare les deux pieds l'un de l'autre. Exécuter les ronds de jambe en suivant. De même de la jambe gauche.

**Rond de jambe soutenu.** — Fixe. Crochet droit *latéral* (jambe ouverte comme dans losange), pied droit tombant, la pointe en bas verticalement, exécuter alors dans l'espace avec la pointe du pied un cercle en *dehors* puis en *dedans*. De même pour la jambe gauche.

**Crochet appuyé.** — Même attitude de la jambe pliée sur la cuisse, le pied de la jambe en crochet appuyant sur le sol, sur un banc, une poutre, l'espalier, ou maintenu sur les genoux d'un opposant. (page 47, *Genou*).

**Crochet suspendu.** — Même attitude de la jambe pliée sur la cuisse, le point d'appui étant pris à l'articulation du genou à la barre, à la poutre ; le corps est alors en suspension en l'air. (page 46).

**Crochet appuyé, pointé.** — Même attitude qu'en crochet appuyé, mais avec point d'appui de la jambe pris sur la pointe du pied.

**Double crochet.** — Les deux jambes sont placées en crochet, après point d'appui pris sur le dos, en position couchée sur le sol, ou suspendue en l'air par les mains, comme pour double fléau à l'espalier. (page 46, *Crochet suspendu*).

**Califourchon.** — Les jambes sont écartées et placées à cheval autour d'un point d'appui : selle, poutre, banc, qu'elles serrent.

**Califourchon appuyé.** — Même attitude qu'à *califourchon* mais les pieds reposant sur le sol sans serrer l'appui.

**Pas normal.** — Marche à l'allure individuelle, en scandant le pas. Le tronc maintenu dans la verticale, la poitrine développée.

**Pas pointé.** — Marche à l'allure normale sur la pointe des pieds en souplesse ; le tronc maintenu dans la verticale, la poitrine développée.

**Pas glissé.** — Jambes tendues, le corps soulevé sur la pointe des pieds. Le tronc fixé dans la verticale, glisser sur le sol sans plier les jambes.

**Pas talonné.** — Tronc fixé dans la verticale, jambes tendues et rigides, marche sur les talons.

**Pas suédois.** — Pieds en équerre. Pied gauche porté en avant ou latéralement à droite ou à gauche, de 0$^m$10 à 0$^m$15, d'après la longueur des jambes ; pointé sur les deux pieds avec élévation du corps, le tronc maintenu dans la verticale ; pendant cette élévation, rapprocher le pied droit du pied gauche, puis baisser les deux pieds de façon que les deux talons touchent à terre, partir ensuite du pied droit. Ainsi en continuant.

**Pas Suédois.** — Fautes : Mêmes fautes qu'en *Fixe*, l'articulation du cou-de-pied n'est pas fortement fixée, elle s'incline en dedans ou en dehors par relâchement des ligaments de l'articulation.

**Pas polké.** — Pas de la polka, à trois temps, tronc maintenu dans la verticale.

**Pas de parade.** — Comme pour le pas suédois, mais avec ouverture des jambes plus grande de 0$^m$25 à 0$^m$32 environ pour une taille de 1$^m$74 avec une ouverture des jambes de 0$^m$80, le pas de parade doit avoir environ 0$^m$32 de longueur.

**Pas prussien.** — Pas de parade allemand. Le tronc étant

fortement cambré, le maintenir dans la verticale, élever aussi haut que possible la jambe mise en crochet, la lancer brusquement en avant en *fléau* très tendu, de la pointe du pied au bassin, et la laisser retomber sur le sol, sur la pointe du pied.

**Pas losangé.** — Les jambes étant placées en flexion en demi losange, soulever le corps sur la pointe des pieds, le tronc maintenu dans la verticale, progresser ainsi sur la pointe des pieds.

**Pas losangé couru.** — Même pas que le pas losangé, mais en courant.

**Pas losangé sauté.** — Même attitude que pour le pas losangé mais avec saut en flexion losangé, le tronc étant fixé dans la verticale.

**Pas gymnastique.** — Pas de course sur la pointe des pieds, le buste droit, avec fixation des muscles dorso-lombaires, le tronc dans la verticale, les épaules rejetées en arrière sans raideur, les bras légèrement pliés à angle droit sans raideur.

**Pas à reculons.** — 1° *Sur plan horizontal :* Si le pas s'exécute sur la terre, tracer sur le sol une ligne droite de quatre à cinq mètres. Si le pas s'exécute dans une chambre, utiliser une des rainures du parquet. Se placer dans le plan vertical de la rainure, en position *Fixe*, pieds en équerre, immobiliser le tronc et la tête, creuser les reins, placer le pied droit devant le pied gauche en *uni ;* soulever la jambe droite en *fléau avant ;* rotation de la jambe ainsi tendue, à droite, en *fléau transverse*, rotation de la jambe en arrière en *fléau arrière ;* venir chercher le talon gauche avec la pointe du pied droit en *uni.* Cambrer les reins en *1/4 Courbe raidie*, reporter le centre de gravité du corps d'avant en arrière, redresser le torse et le ramener dans le plan vertical de *Fixe.* Reprendre le même mouvement, à reculons, avec l'autre jambe. Ainsi en continuant. Il faut toujours s'appliquer à bien respirer et à dépister les attitudes de compensations qui suppriment la valeur de l'exercice ;

2° *Sur plan incliné :* On choisit une côte ou un escalier. Mêmes mouvements qu'à reculons. Si on l'exécute sur un escalier, placer le tronc dans le plan vertical de la marche sur laquelle le pied de la jambe droite tendue s'appuie ; la jambe gauche étant pliée, le pied reposant sur la marche supérieure, la tendre ensuite en *fléau* en lui imposant un mouvement de rotation de dedans en dehors en *fléau trans-*

*verse,* puis en *fléau arrière ;* venir chercher avec la pointe du pied la marche inférieure en étendant fortement le pied, laisser descendre lentement le corps sur le bout des orteils et sur la plante du pied gauche, déplacer le centre de gravité du corps lentement, d'avant en arrière, le tronc toujours fixé dans le plan vertical, les reins cambrés. Ainsi en continuant. (page 48).

**Pas à reculons.** — Fautes : Mêmes fautes qu'en *Fixe* pour le tronc. Mêmes fautes qu'en *Fléau* pour les jambes.

**Sauts.** — Les sauts démontrent mieux que tout autre exercice physique la valeur de la fixation voulue de tel ou tel groupe musculaire ou de telle ou telle articulation en vue d'un résultat recherché. En effet, selon qu'il est exécuté méthodiquement ou non, le saut constitue un exercice de gymnastique éducative rationnelle et pédagogique ou un exercice de gymnastique sportive. Le saut appartient aux mouvements commandés et aux mouvements libres. Jusqu'à ce jour, en France, le saut est considéré comme un exercice sportif alors qu'il constitue surtout un exercice pédagogique.

**Saut éducatif.** — Dans le saut de la gymnastique rationnelle de développement tous les mouvements sont réglés de façon que chaque articulation et chaque groupe musculaire entre en fonction d'après sa valeur propre, en vue du travail général imposé par l'analyse du mouvement. Celui-ci doit être exécuté dans des plans articulaires recherchés, établis d'avance et imposés en vue de l'entraînement rationnel qualitatif et quantitatif de tel ou tel groupe musculaire. Le massif musculaire cervico-dorso-lombaire et surtout le massif lombaire qui maintiennent la colonne vertébrale dans le plan vertical, au point d'arrivée, dans la chute, *sont surtout entraînés* dans le saut méthodique. Il en est de même du quadriceps fémoral et des jumeaux. Le centre de gravité du corps est déplacé sur des plans géométriques fixes, en raison même de la pureté du jeu de toutes les articulations coopérant entr'elles dans une action synergique précise et voulue d'avance.

Dans la chute du saut, le buste doit rester toujours vertical de façon à laisser les bras libres. Il faut que le sauteur soit toujours maître de ses mouvements pour le redressement du corps. Toute la décomposition des forces doit porter sur l'articulation du bassin et sur l'articulation des genoux. Le sauteur doit s'habituer à tomber dans la verticale et dans l'aire la plus restreinte possible que lui offre le sol ou la nature du terrain. Les bras ne doivent pas être projetés en avant à l'arrivée, car ils peuvent rencontrer un obstacle et s'y heurter. Le poids des bras déplace le centre de gravité, il tend à faire basculer le corps en avant, d'où chute sur la figure. L'idéal, pour le sauteur, consisterait à savoir sauter dans un tonneau et à y tomber verticalement sans en toucher les bords.

L'attention du maître doit donc être particulièrement portée sur la position d'arrivée dans la chute qui doit se faire ainsi que suit : *buste vertical ; bras tendus en bas, le long du corps ; jambes demi fléchies en losange, demi pointé sur le bout des pieds.* Le redressement des jambes s'opère par l'action des orteils, des mollets, des muscles extenseurs de la cuisse et du dos, le buste demeurant toujours dans le plan vertical et n'*ondulant* pas sur lui-même de bas en haut pour s'élever. On doit s'entraîner aux sauts de la gymnastique rationnelle par des flexions préparatoires des jambes en 1/4 losange et en 1/2 losange. On procède ensuite à de petits sauts sur place, puis en avant, en espaçant graduellement la distance. L'attitude à prendre avant de procéder au saut doit être assurée par les mouvements préparatoires suivants : *Fixe, tendu arrière, équerre pointé, 1/4 losange, 1/4 salutation, sautez !* (Voir page 55, fig. 23.)

Quand le corps est ainsi préparé, le saut en longueur s'exécute sans élan ou avec élan. Dans les deux cas, on projette les bras en avant au moment de l'extension du corps pour faciliter le déplacement du centre de gravité qui doit être porté d'arrière en avant. Dès que le centre de gravité a été ainsi déplacé, les bras qui *passent brusquement, par une vive détente de tendu arrière en invocation,* sont aussitôt ramenés le long du corps, en *tendu,* alors les reins se creusent pour assurer la fixation et l'immobilisation de la colonne vertébrale dans le plan vertical, la poitrine se développe en avant, la tête est fixée dans le plan vertical. La chute s'opère verticalement, le tronc étant rigidement fixé et suspendu sur l'articulation du bassin, sur les articulations des genoux et du cou-de-pied, par le massif musculaire cervico-dorso lombaire, les muscles du triceps fémoral et ceux du mollet. *Le saut éducatif a pour effet d'entraîner les muscles du massif dorso-lombaire,* surtout le grand dorsal, dans le lancement des bras en *Invocation.*

S'il entraîne les muscles de la cuisse et de la jambe, il a une action directe sur l'articulation du cou-de-pied et surtout sur les articulations tarsiennes, métatarsiennes et métatarso-phalangiennes.

**Saut éducatif.** — FAUTES : 1° *Avant le saut :* L'attitude de *Fixe* a été mal prise au départ, les pieds sont mal placés en *équerre*, les jambes ne sont pas assez écartées ou elles le sont trop en *losange ;* le tronc n'est pas fixé, les muscles lombaires ne sont pas suffisamment contractés, les épaules penchent en avant ainsi que la tête, les bras ne sont pas assez tendus en arrière, l'articulation du coude n'est pas fixée, les bras sont anguleux, les mains ne sont pas dans l'axe des bras.

Dans le mouvement de *Salutation* les reins ne sont pas creusés, la tête penche en avant ;

2° *Pendant le saut :* La détente des bras de *tendu en arrière* en *invocation* est molle ; les bras anguleux ne sont pas fortement tendus en *invocation* dans leur élévation au-dessus de la tête. La détente des jarrets n'est pas assez forte. Le tronc ne se redresse pas en *Fixe* au cours du saut, il ne retombe pas ainsi dans le plan vertical. La tête penche en avant n'étant pas fixée dans le plan vertical. Les reins ne sont pas creusés.

3° *Après le saut :* Dans la chute du corps sur le sol, les pieds portent à faux, l'articulation du cou-de-pied n'est pas fixée dans le plan antéro-postérieur. Les jambes sont molles, l'articulation du genou n'est pas fixée par les muscles : quadriceps fémoral, couturier, etc. ; par les ligaments, etc.

Le tronc tombe en avant, par côté ou en arrière. La tête penche en avant, les bras ne sont pas tendus le long du corps, ils sont tendus en avant en *appel* ou en *tendu avant ;* ou en arrière, en *tendu arrière.* Le redressement du corps sur les pieds, en position *Fixe,* ne se produit pas dans le plan vertical. (Voir figures 25, 26, 27, 30.)

Une erreur consiste avant le saut à placer les bras en *invocation,* à s'élever sur la pointe des pieds, à porter les bras vivement en arrière en *tendu arrière,* et à sauter ensuite. Le brusque passage des bras d'*invocation* en *tendu arrière* mobilise le centre de gravité du corps. Celui-ci n'étant pas fixé ne peut recevoir une impulsion bien définie des bras en vue du saut à accomplir. La fixation du tronc est ainsi détruite, celui-ci tombe en équilibre instable sur le sol alors qu'il doit tomber en équilibre stable dans le plan vertical. Cet équilibre doit être recherché aussitôt après le saut. (Voir page 50 *(Saut)* et figures 23, 24, 28, 29, 31. Le retour à la position de *Fixe* ne doit être accompli qu'après avoir fixé le tronc dans le plan vertical. Cette correction est très importante.

**Saut sportif.** — Dans le saut sportif, la liberté la plus grande est laissée au sauteur qui s'accomode au milieu d'après ses moyens propres, la longueur de ses leviers osseux, le développement de tel ou tel groupe musculaire, la puissance de telle ou telle insertion tendineuse, le déplacement plus ou moins facile de son centre de gravité. La loi du moindre effort régit l'acte basé d'après tous les accomodements entre sa constitution anatomique, le centre de gravité de son corps et le centre de gravité de la terre. Toutes les attitudes compensatrices sont permises, recherchées, conseillées. La fin justifie les moyens. La fin est de sauter, bien ou mal, mais de sauter le plus haut ou le plus loin. Le saut sportif n'est ni physiologique, ni éducatif. Il ne répond à rien au point de vue du développement physique rationnel du corps. Il ne fortifie aucun muscle parce qu'il n'utilise pas le poids du corps placé au centre de gravité, comme opposant sa résistance à la puissance musculaire. C'est donc commettre une erreur de donner comme exemple du saut méthodique les épures chronophotographiques des sauteurs sportifs. Chacun saute d'après son style, tous les sauteurs n'ont pas le même style. Cependant le style est modifié par l'entraînement même au saut éducatif, celui-ci sert d'entraînement nécessaire au saut sportif. Les Suédois qui pratiquent le saut éducatif, sont les meilleurs sauteurs sportifs, ainsi que le prouvent les concours sportifs dans les *Jeux du Nord* sur patin ou sur ski.

## TRONC

**Raidi.** — Tronc mis en extension complète, formant un bloc rigide. Épaules effacées en arrière par le rapprochement du bord interne des deux omoplates, le long de la colonne vertébrale, tête immobilisée dans le plan vertical du corps, reins creusés par une forte contraction des muscles du massif lombaire qui fixent solidement la base de la colonne vertébrale sur le bassin.

Éviter de rejeter trop fortement les épaules en arrière. Ne pas contracter les faisceaux supérieurs des pectoraux pour ne pas sangler le sommet de la cage thoracique.

**1/4 Salutation.** — Le corps est placé dans la position *Fixe*. Il joue sur le plan vertical d'un cercle à diamètre antéro-postérieur pour les *salutations* et les *courbes raidies* ; et à diamètre latéral, pour les *éventails*. La fixation du tronc par la contraction des muscles du massif lombaire est le *principe* même des *salutations, courbes raidies, éventails* et *torsions*. Ces mouvements sont généralement mal exécutés à cause de la non fixation du tronc. Reins creusés, jambes tendues, flexion du tronc en avant par un angle de 60°.

**1/2 Salutation.** — Reins creusés, jambes tendues, flexion du tronc *en avant* par un angle de 40°.

**Salutation.** — Reins creusés, jambes tendues, flexion du tronc *en avant* par un angle se rapprochant le plus de l'angle droit. (page 47).

**Salutations.** — FAUTES : Les jambes ne sont pas tendues, elles sont anguleuses ; la tête tombe en avant ; les vertèbres lombaires ne sont pas fixées. Les reins ne sont pas assez fortement creusés, d'où relâchement et voussure du dos.

**Courbe raidie** (Voir *Fig. 8).* — D'après l'intensité du travail à produire tourner le dos à un mur ou à l'espalier Suédois, à une distance progressive de 0ᵐ 10, 0ᵐ 20, 0ᵐ 30, 0ᵐ 40, 0ᵐ 50, 0ᵐ 60, 0ᵐ 70, 0ᵐ 80 centimètres, prendre la position de *Fixe* en fixant bien toutes les articulations du cou-de-pied à la tête et celle du bras (voir attitude *Fixe).* Creuser les reins, *tendre fortement le muscle Grand droit de l'abdomen* dans le plan vertical. Fixer le bord interne des omoplates au moyen des bras mis dans l'attitude *aile baissée,* de cette attitude les porter en *Invocation,* dans un plan vertical de bas en haut. Les fixer en *Invocation.* Les bras très rigides *et point anguleux au coude doivent être tendus au maximum.*

Cela fait on incline le tronc d'avant en arrière dans une courbe dont les vertèbres dorsales font les frais, les vertèbres lombaires doivent être fixées dans le plan vertical.

On incline ainsi le sommet du tronc d'avant en arrière, jusqu'à ce que le bord externe des index des mains très tendues et très ouvertes, aux doigts très serrés les uns contre les autres, aux faces palmaires se regardant viennent toucher le mur ou l'espalier.

Dans ce mouvement le sommet seul du tronc, de la 1ʳᵉ à la 7ᵉ vertèbre dorsale doit accomplir la courbe raidie en arrière. L'abdomen est contracté au maximum, le grand droit très tendu fixe le plus possible l'apophyse xyphoïde du pubis ; les reins sont creusés.

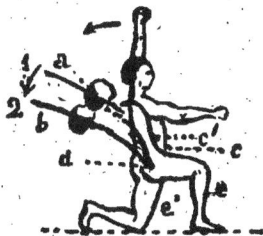

Fig. 36. — Courbe raidie.
A *Genou gauche, Crochet droit, Invocation.*

On doit *inspirer* fortement dans le mouvement d'avant en *arrière,* et expirer dans le mouvement de retour, en *Fixe.*

Progressivement, on s'éloigne du mur ou de l'espalier, de 0ᵐ 10 en 0ᵐ 10 centimètres. Il faut toujours revenir au point de départ.

On abaisse les bras en *aile baissée* après chaque courbe raidie. On fixe ainsi avant chaque flexion en arrière les omoplates et le corps comme il est dit plus haut.

La taille est un facteur important dans l'éloignement du corps du mur ou de l'espalier. La courbe est d'autant plus grande que le sujet est de taille plus élevée.

La *Courbe raidie* peut également être exécutée dans la position fondamentale à *Genou (Fig. 36)* et dans la position fondamentale *Assis* (Voir les schémas, page 48.), avec action localisée aux muscles de la ceinture abdominale.

**Courbe raidie.** — FAUTES : La flexion du tronc en arrière ou courbe raidie ne doit pas être produite par le jeu de l'articulation du bassin. La faute la plus fréquente est la non fixation du muscle grand droit de l'abdomen, qui au lieu d'être tendu dans le plan vertical se courbe en cercle. Au lieu de se *contracter,* il *s'allonge.* Une autre faute est l'arrêt de la respiration pendant le mouvement. Il faut *inspirer* fortement dans le mouvement de flexion en arrière ; il faut *expirer* au retour à la position de départ. La tête penche trop en arrière ou trop en avant.

La courbe des vertèbres dorsales n'est pas assez prononcée d'arrière en avant. Le bassin n'est pas fixé. Les bras anguleux ne sont pas assez tendus en *invocation,* les jambes plient aux genoux. L'articulation du cou-de-pied n'est pas fixée dans la courbe raidie en *pointé.*

**1/4 Courbe raidie.** — Reins creusés, jambes tendues, flexion de la « cage thoracique » *en arrière* à 0ᵐ 10, 0ᵐ 20 et 0ᵐ 30 centimètres du mur. (page 47).

**1/2 Courbe raidie.** — Reins creusés, jambes tendues, flexion de la « cage thoracique » *en arrière* à 0ᵐ 40, 0ᵐ 50, 0ᵐ 60 centimètres du mur.

**3/4 Courbe raidie.** — Reins creusés, jambes tendues, flexion de la « cage thoracique » *en arrière* à 0ᵐ 70, 0ᵐ 80 centimètres du mur.

**Grande Courbe raidie.** — Reins creusés, jambes tendues, flexion de la « cage thoracique » *en arrière* à 0ᵐ 90 centimètres du mur. (page 47).

**1/4 Éventail droit.** — Reins creusés, jambes tendues, flexion *latérale droite* du tronc par un angle de 60°.

**1/2 Éventail droit.** — Reins creusés, jambes tendues, flexion *latérale droite* du tronc par un angle de 40°.

**Éventail droit.** — Reins creusés, jambes tendues, flexion *latérale droite* du tronc au maximum. (page 49).

**Éventail.** — FAUTES : La position initiale de *Fixe* n'est pas observée. La flexion latérale sur les jambes est accompagnée d'un mouvement de torsion du tronc soit en avant soit en arrière, elle ne se produit pas dans deux plans latéraux gauche et droit, parallèles. Le tronc s'incline en avant ou en arrière.

Les jambes sont anguleuses. La tête non fixée tombe du côté de la flexion. Quand l'*Éventail* est exécuté en *Croix,* les bras ne sont pas fixés dans cette attitude, ils tombent plus ou moins dans le sens de la flexion.

**1/4 Éventail gauche.** — Reins creusés, jambes tendues, flexion *latérale gauche* du tronc par un angle de 120°.

**1/2 Éventail gauche.** — Reins creusés, jambes tendues, flexion *latérale gauche* du tronc par un angle de 140°.

**Éventail gauche.** — Reins creusés, jambes tendues, flexion *latérale gauche* du tronc au maximum.

**Redressement.** — Retour à l'attitude debout dans le plan vertical du tronc, après la flexion en avant *(salutation)* ; en arrière *(courbe raidie)* ; latérale droite ou gauche *(éventail)*.

**Roulement ou Entonnoir.** — Mouvement combiné des salutations, courbes raidies, éventail droit et gauche, autour de l'articulation du bassin, le tronc jouant dans le plan d'un entonnoir, à sommet inférieur.

**Roulement.** — FAUTES : Les reins ne sont pas assez creusés. Quand les mains sont placées en *Hanche*, les pouces ne sont pas placés en *avant*, les omoplates ne sont pas rapprochées ; la tête n'est pas fixée, le bassin n'est pas immobilisé, les jambes sont anguleuses. L'action n'est pas localisée à la région abdominale.

**Couché.** — (Voir position fondamentale, tronc raidi.)

**Couché face.** — Corps allongé reposant sur le pubis.

**Couché arqué.** — Corps allongé sur le sol, reposant sur le bassin et sur le pubis : 1° redresser, de bas en haut, le tronc mis en extension par une forte courbe raidie ; 2° tendre les jambes et les soulever en bloc, de bas en haut, en maintenant la courbe raidie du tronc.

**Couché arqué.** — FAUTES : La tête n'est pas fixée, les reins ne sont pas creusés, les jambes sont anguleuses.

**Tombé avant appuyé.** — Le corps placé en *Fixe*, tombe en avant, en prenant un point d'appui sur les mains, les bras tendus sur deux points fixes parallèles : barres, poutres, pupitres, dossiers de chaises, etc., etc. Plier les bras et les tendre et les raidir tour à tour. *(Aile fermée appuyée* ou *aile avant* ou *tendu avant appuyé.)* (Voir page 55, fig. 22).

**Tombé avant appuyé.** — FAUTES : Les reins sont trop creusés, la fixation de la colonne vertébrale est incomplète, les jambes sont anguleuses. Le soulèvement du corps dans le retour d'*Aile fermée* en *Appel* se fait au moyen des muscles fessiers ce qui est une faute et non au moyen du trapèze et du rhomboïde et du grand dorsal, ce qui doit être.

**Chevalet droit.** — Corps allongé obliquement à terre, raidi sur le côté droit avec point d'appui sur la main droite reposant sur le sol, bras tendu rigide, ainsi que la jambe droite rigide, pied droit reposant sur le sol par son bord externe, dans cette attitude en extension latérale du corps soulever la jambe gauche en *fléau* et le bras gauche en *Croix* ou en *Invocation*. (page 49).

**Chevalet gauche.** — Même mouvement que *Chevalet droit* exécuté sur le côté gauche.

**Chevalet (droit, gauche).** — Fautes : La fixation du corps n'est pas complète ; le tronc penche latéralement ; le soulèvement de la jambe opposée en fente porte le bassin en avant, celui-ci n'étant pas suffisamment fixé par les muscles dorso-lombaires et fessiers. Les jambes et les bras sont anguleux.

**Chute.** — Fente sur étoile, le pied droit ou gauche placé en avant, transverse avant, transverse, transverse arrière, arrière. Crochet appuyé (droit ou gauche). Salutation. Mains placées en *Tendu* ou en positions annexes ou sous-annexes. *Hanche, Nuque, Croix, Aile fermée, Aile avant, Invocation,* etc. Au commandement de *Chute*, l'exécutant prend immédiatement la position dont voici la décomposition : Fixe, Fente gauche ou droite avant, ou transverse avant, etc. Crochet appuyé, gauche ou droit. Salutation. *(Hanche, Nuque, Croix* ou *Invocation*, etc.)* (Voir fig. 12 et page 49).

**Chute.** — Fautes : La colonne vertébrale n'est pas suffisamment fixée. La tête tombe en avant. La jambe opposée à celle qui est en crochet n'est pas assez fortement tendue. Le crochet de la jambe pliée n'est pas à angle droit.

Les mêmes fautes se produisent dans la *Chute liée* ou *Chaîne.*

**Chute roulée.** — De l'attitude *Fixe* placer les bras en *Invocation*. Fente transverse droite. Crochet droit appuyé. Salam transverse droit. Le tronc ayant ainsi basculé de haut en bas et latéralement de gauche à droite en *éventail* est porté en *avant*, en bloc, en *Salam*, par un roulement du tronc sur les jambes, la jambe droite étant en crochet, la gauche étant tendue comme dans la fente de l'escrime. Le tronc se porte à gauche, pour se redresser et tomber de nouveau en *Salam* de gauche à droite.

On reproduit le même mouvement sur la jambe gauche placée en crochet appuyé, avec roulement de droite à gauche. Cet exercice a un effet direct sur les muscles latéraux de la ceinture abdominale, il est digestif. Il doit être accompagné de profondes inspirations..

Il peut congestionner la tête. On rétablit la circulation céphalique par des mouvements respiratoires exécutés aussitôt après cet exercice.

Il faut toujours commencer la *Chute roulée* par un 1/4 de salutation et augmenter le travail par une 1/2 salutation pour terminer par un *Salam*. Le poids des bras placés en *Invocation* opère une forte traction sur les muscles latéraux de la ceinture abdominale dans la chute du tronc à droite et à gauche.

**Chute roulée.** — FAUTES : Les omoplates sont mal fixées. Les bras en *Invocation* sont anguleux. La tête n'est pas fixée, elle tombe en avant. La colonne vertébrale n'est pas assez tendue en extension. Le crochet de la jambe n'est pas assez ouvert à angle droit, la jambe opposée au crochet n'est pas assez tendue. La *Salutation* latérale ne tend pas suffisamment les muscles latéraux de la ceinture abdominale.

Le redressement du tronc se fait de la *Salutation avant* au lieu de se faire du côté opposé à la chute. Le roulement de la masse gastro-intestinale est incomplet de ce fait même.

**Chute liée ou Chaîne.** — Les *antagonistes passifs* se placent en *Chute* en *maintenant le tronc dans la verticale*, se tenant fortement liés entr'eux par les mains. Les bras ainsi unis solidement servent de point d'appui aux *exécutants actifs* pour les *Salutations,* les *Courbes raidies,* les *Éventails,* etc. Les bras des antagonistes passifs remplacent ainsi la poutre suédoise *(bomme).* (page 47).

**Chute liée ou Chaîne.** — FAUTES : 1° *Les antagonistes passifs* ne tendent pas assez les bras, leurs mains ne sont point assez fortement unies ; elles sont placées trop haut ou trop bas pour le point d'appui à donner aux exécutants. Les *crochets* ne sont pas à angle droit. Les bustes ne sont pas verticaux, les têtes penchent en avant, la jambe opposée au *crochet* n'est pas fortement tendue en *fente arrière ;*

2° *Les exécutants actifs* exécutent mal les mouvements. Ils prennent un mauvais point d'appui sur les mains des opposants. Ils n'immobilisent par les segments nécessaires à la bonne mobilisation des segments qui doivent fonctionner. C'est ainsi que dans le mouvement en *Courbe raidie* la flexion se produit sur l'articulation du bassin et non à partir du diaphragme, le muscle grand droit de l'abdomen est ainsi distendu au lieu d'être contracté et fortement tendu pour assurer un développement thoracique plus grand surtout à la partie supérieure et antérieure de la poitrine.

Selon que le point d'appui des mains liées des antagonistes est placé sur le sacrum, sur le massif musculaire lombaire ou au-dessous des omoplates, les mouvements de courbe raidie développent plus ou moins la cage thoracique.

**Torsion.** — Torsion de la ceinture abdominale *sur le bassin immobilisé* en position *Fixe* ou bien en *Fixe* avec position dérivée des jambes sur l'*Étoile* en Fente avant ; Fente transverse avant ; Fente transverse ; Fente transverse arrière ou Fente arrière. (page 49).

**Torsion.** — FAUTES : La Torsion si l'on n'y prend garde, se produit dans les jambes et non dans les muscles de la ceinture abdominale. Pour éviter la faute, il faut fixer le bassin de façon que l'angle supérieur et antérieur des os iliaques soit immobilisé.

Pour éviter la faute, on place la jambe droite en fente avant, on fait alors pivoter le tronc sur lui-même de gauche à droite, la torsion s'opérant toujours du côté de la jambe placée en avant, la torsion se fait donc de gauche à droite, en fente droite ; et de droite à gauche, en fente gauche.

Chaque mouvement de torsion doit être accompagné d'une forte inspiration, le retour ou détorsion se fait en expiration.

6.

**1/2 Torsion droite avant.** — L'épaule droite se place dans le plan de l'étoile par 45°.

**Torsion droite avant.** — L'épaule droite se place dans le plan de l'étoile par 90°.

**1/2 Torsion droite arrière.** — L'épaule droite se place dans le plan de l'étoile par 315°.

**Torsion droite arrière.** — L'épaule droite se place dans le plan de l'étoile par 270°.

**1/2 Torsion avant gauche.** — L'épaule gauche se place dans le plan de l'étoile par 135°.

**Torsion gauche avant.** — L'épaule gauche se place dans le plan de l'étoile par 90°.

**1/2 Torsion gauche arrière.** — L'épaule gauche se place dans le plan de l'étoile par 225°.

**Torsion gauche arrière.** — L'épaule gauche se place dans le plan de l'étoile par 270°.

**Retour.** — Détorsion du tronc, avec reprise de la position initiale avant le mouvement en Fixe ou en Debout équerre.

**Balance couchée dos.** — Le corps raidi et allongé sur un point d'appui transversal, banc, poutre, etc., est couché ainsi en équilibre sur le bassin au-dessus du sol. Une lutte s'établit entre le segment antérieur du corps *(bras, tête et tronc)* et le segment postérieur *(cuisses et jambes)*. Le corps forme ainsi le fléau d'une balance reposant sur le couteau du point d'appui.

**Balance couchée.** — FAUTES : Le corps n'est pas rigidement tendu et pas suffisamment raidi en position de *Fixe* dans le plan horizontal.

**Balance couchée face.** — Même équilibre avec point d'appui sur le pubis.

**Balance appuyée.** — Même attitude que balance couchée *(dos* et *face)* avec jambes raidies et pieds tenus par un agrès ou à main d'homme.

**Balance debout, à droite.** — Le corps ayant été placé en *Chute* sur la jambe droite pliée à angle droit, la jambe gauche ayant été tendue fortement rigide en arrière (fig. 12 et page 49), est soulevée. (page 49).

Ce mouvement est ainsi décomposé ; *Fixe, Fente droite avant (transverse avant* ou *transverse), crochet appuyé, salutation, fléau gauche.* La jambe gauche est soulevée du sol ; le corps est ainsi suspendu en balance sur la jambe droite en crochet. Quand les bras sont placés en *Invocation*, la silhouette générale doit former une ligne légèrement courbe et aussi pure que possible entre la main tendue en haut et en avant, et le pied tendu en haut et en arrière.

**Balance debout, à gauche.** — Même attitude sur la jambe gauche. Le premier coureur du groupe : *Au But*, de Boucher, est placé en *balance debout gauche*, avec bras en *croix*.

**Balance debout (droit et gauche).** — FAUTES : La jambe n'est pas pliée en *Crochet appuyé* à angle droit, la jambe opposée n'est pas assez fortement tendue en arrière, les reins ne sont pas assez creusés, les omoplates ne sont pas assez fixées contre la cage thoracique et rapprochées l'une de l'autre ; la tête tombe en avant, n'étant pas fixée par les muscles postérieurs du cou. La salutation est mauvaise par la non fixation de la colonne vertébrale surtout à la région lombaire par les muscles des reins.

Les positions annexes et sous-annexes des bras sont mauvaises : en *Hanche* les pouces sont placés en *arrière* au lieu d'être placés en *avant* ; en *Nuque*, les bras ne sont pas assez entr'ouverts, les coudes sont projetés en avant ; en *Invocation*, les bras ne sont pas rigidement tendus avec la fixation des coudes par la forte tension du triceps brachial ; les poings sont fermés, les doigts ne sont pas suffisamment tendus.

La jambe soulevée n'est pas fortement tendue, elle est plus ou moins anguleuse au genou, le pied n'est pas tendu en extension *pointée*. Dans la *Balance en Invocation*, la ligne courbe qui va du sommet de la main au sommet des orteils du pied en suivant la colonne vertébrale et la jambe soulevée en arrière n'est pas pure de ligne, elle est brisée au coude, aux épaules, au cou, aux reins, au genou, c'est-à-dire dans l'ensemble du mouvement.

Cette attitude est une des plus belles par l'harmonie des lignes, elle est la plus difficile à obtenir. Elle a pour effet de contracter fortement les muscles lombaires et le quadriceps fémoral à la patte d'oie du genou mis en flexion par *Crochet appuyé*.

**Arc.** — Les bras étant tendus en haut en « *invocation* », la courbe raidie exagérée s'accentue jusqu'au point où la tête vient se placer en arrière, au-dessous du siège ; les bras sont tendus en bas, les mains touchant le sol.

**Arc.** — FAUTES : Ce mouvement contracte au maximum les muscles lombaires et allonge le muscle grand droit de l'abdomen. La fixation des bras et des omoplates est insuffisante. Ce mouvement demande beaucoup de souplesse des reins. Il ne peut être exécuté que par des enfants et des adolescents. Il se pratique généralement à l'espalier suédois, l'entraînement à la flexion se fait par gradation, d'échelon à échelon.

**Lutte dorsale.** — Deux opposants se placent dos à dos, les omoplates se touchant, ainsi que les deux occiputs, les mollets et les talons. Dans cette attitude de départ, les deux partenaires placent leurs bras en croix et se prennent par les mains. L'un d'eux s'incline en avant en salutation

(1/4 ou 1/2) en attirant légèrement ses bras en avant ; il tend ainsi les muscles des épaules et de la poitrine de son opposant qui se trouve placé en courbe raidie. Un mouvement alternatif de va-et-vient fait passer tour à tour les deux opposants en courbe raidie et en salutation. Il agit alternativement sur les muscles de la région dorso-lombaire et abdomino-pectorale en *courbe raidie ;* dorso-lombaire et fémoro-tibiale en *salutation.* Il faut procéder avec beaucoup de prudence à cet exercice, il peut déchirer les fibres musculaires du pectoral s'il est exécuté par à-coup et violemment ; l'opposant en *salutation* attire à lui les bras de l'opposant en *courbe raidie.* La traction doit être douce et lente, c'est alors un excellent exercice d'amplitude de la cage thoracique. (page 47).

**Lutte dorsale.** — FAUTES : Les omoplates ne sont pas fixées dans le plan vertical et dans le plan horizontal ; la tête tombe en avant, les jambes ne sont pas assez tendues, elles sont anguleuses au genou ; les bras sont anguleux au coude et pas assez tendus. Les partenaires ne sont pas adaptés l'un à l'autre de l'occiput aux talons.

**1/4 Salam.** — Dans le *Salam,* les bras sont toujours placés en *Invocation.* Le *Salam* diffère de la *Salutation* dans laquelle les bras peuvent être placés en annexe ou en sous-annexe *(Croix, Hanche, Nuque),* Jambes tendues en *Fixe* ou en *Fente latérale,* bras en *Invocation,* flexion du corps en avant, le bout des doigts venant se placer devant la rotule, le dos est arrondi *sans contraction des muscles lombaires.*

**1/2 Salam.** — Jambes tendues en *Fixe* ou en *Fente latérale,* bras en invocation, flexion du corps en avant, le bout des doigts venant se placer devant le tibia entre la rotule et le cou-de-pied, le dos arrondi sans contraction des muscles lombaires.

**Salam.** — Jambes tendues en *Fixe* ou en *Fente latérale,* bras en invocation, flexion du corps en avant, le bout des doigts venant toucher la pointe des pieds (medius — orteils), le dos arrondi sans contraction des muscles lombaires. (page 47).

**Salam.** — FAUTES : Les jambes ne sont pas assez tendues de même que les bras. La flexion du corps en avant n'est pas complète.
Dans la flexion complète du corps en avant, les jambes plient et sont anguleuses aux genoux. Le bout des doigts ne vient pas toucher le sol devant la pointe des pieds.

**1/4 Salam raidi.** — Jambes tendues en *Fixe* ou en *Fente latérale,* bras en invocation, *reins creusés, dos raidi,* le tronc s'incline en avant en *1/4 salutation* et en bloc rigide.

**1/2 Salam raidi.** — Jambes tendues en *Fixé* ou en *Fente latérale*, bras en invocation, *reins creusés, dos raidi*, le tronc incliné en avant en *1/2 salutation* et en bloc rigide.

**Salam raidi.** — Jambes tendues en *Fixé* ou en *Fente latérale*, bras en invocation, *reins creusés, dos raidi*, le tronc s'incline en avant en salutation et en bloc rigide, les mains touchant le sol aussi loin que possible de la pointe des pieds. En ce moment les reins ne sont plus creusés. (page 47).

**Salam raidi.** — FAUTES : Les jambes sont anguleuses, les bras sont mal tendus, les omoplates sont mal fixées, les reins ne sont pas suffisamment creusés, les muscles dorso-lombaires ne sont pas assez contractés. Le mouvement manque d'élégance ; il est heurté dans ses lignes.

**Plongeon.** — Les mains reposant sur le sol, le corps est renversé, la tête en bas, les pieds reposant sur un appui : paroi d'un mur, barres d'un espalier ou mains d'un opposant qui se tient debout en invocation derrière l'exécutant. Tout le poids du corps porte sur les bras. (page 49).

**Plongeon.** — FAUTES : Les bras ne sont pas assez tendus, le tronc n'est pas rigide, les jambes sont anguleuses.

**Plongeon fléchi.** — Dans l'attitude *plongeon*, fléchir les bras de façon que le menton touche le sol, relever le tronc par l'extension des bras qui, *d'appel ouvert*, passent en *aile avant* pour revenir en *appel ouvert*. Ainsi en suivant alternativement. (page 49).

**Plongeon fléchi.** — FAUTES : La flexion sur les bras n'est pas complète ; le menton tombe trop vite sur le sol, par insuffisance des muscles du cou, de l'épaule, des bras, du dos et des lombes.

**Pirouette.** — De l'attitude *Cubiste* (page 49), les jambes étant projetées en arrière, le corps tourne sur l'articulation de l'épaule, les pieds viennent toucher le sol au devant des mains. La colonne vertébrale est en flexion maximum, le corps en arc forme l'arche d'un pont. Redressement du tronc sur les jambes avec ou sans appui des mains au mur, à l'espalier ou aux mains de l'aide.

## BRAS

**Tendu.** — Bras tendus en bas, faces palmaires tournées en dedans, vers la cuisse.

**Tendu.** — FAUTES : Les bras mal tendus sont anguleux au coude.

**Tendu arrière.** — Bras tendus en bas, projetés en arrière du corps. (page 45).

**Tendu arrière.** — FAUTES : L'abdomen est projeté en avant au lieu d'être creusé, la tête est portée en avant. Il en est de même dans le *Tendu ouvert arrière*.

**Tendu avant.** — Bras tendus projetés en avant du corps entre la position *tendu* et *appel*. (page 45).

**Tendu avant.** — FAUTES : Les reins sont arrondis, ils ne sont pas assez creusés. Le dos est voûté. Il en est de même pour les *Tendu ouvert* et *Tendu ouvert avant*.

**Tendu ouvert.** — Bras tendus et ouverts latéralement entre la position *tendu* et *croix*.

**Tendu ouvert avant.** = De la position *tendu ouvert*, placer les bras en avant, obliquement à l'axe antéro-postérieur du corps.

**Tendu ouvert arrière.** — Même attitude des bras tendus et ouverts en arrière, obliquement à l'axe antéro-postérieur du corps. (page 45).

**Tendu plié.** — Les bras tendus en bas, flexion de l'avant-bras sur le bras, le bout des doigts venant s'appliquer au moignon de l'épaule, en *avant*.

Il ne faut pas confondre ce mouvement avec celui d'*aile baissée*.

En *aile baissée*, le bout des doigts vient s'appliquer au moignon de l'épaule, en *dehors*.

Par le mouvement en *aile baissée*, la fixation des bords internes des omoplates est à son maximum le long de la colonne vertébrale et la cage thoracique est développée d'autant en avant. Dans le mouvement de *Tendu plié*, la fixation des omoplates en arrière est nulle, le moignon des épaules est projeté en avant alors qu'il est projeté en arrière par le mouvement en *aile baissée*.

**Tendu plié.** = FAUTES : L'avant-bras n'est pas assez fortement plié sur le bras. Mêmes fautes qu'en *Fixe*.

**Tendu arrière, plié.** = Les bras tendus en arrière, flexion de l'avant-bras sur le bras, le bout des doigts venant s'appliquer au moignon de l'épaule, en *avant*. (page 45).

**Tendu arrière plié.** — FAUTES : Les reins ne sont pas assez creusés, la projection des bras en arrière n'est pas assez prononcée, l'extension du pectoral n'est pas assez forte, le cou est tendu en avant.

Il en est de même pour les *Tendu ouvert plié* et *Tendu ouvert arrière plié*.

**Tendu ouvert, plié.** — Les bras placés en *tendu ouvert*, plier les avant-bras, le bout des doigts venant s'appliquer au moignon de l'épaule, en *avant*.

**Tendu ouvert avant, plié.** — Les bras placés en *tendu ouvert avant*, plier l'avant-bras de façon que les doigts viennent s'appliquer au moignon de l'épaule, en *avant*.

**Tendu ouvert avant, plié.** — FAUTES : Les reins sont arrondis, la tête est penchée en avant.

**Tendu ouvert arrière, plié.** — Les bras placés en *tendu ouvert arrière*, plier l'avant-bras sur le bras de façon que le bout des doigts vienne s'appliquer au moignon de l'épaule, *en avant*.

**Tendu appuyé.** — Bras tendus, mains appuyées sur deux soutiens rigides, pieds reposant sur le sol.

**Tendu arrière, appuyé.** — Bras tendus en arrière, mains appuyées sur deux soutiens rigides, pieds reposant sur le sol.

**Tendu avant, appuyé.** — Bras tendus en avant, mains appuyées sur deux soutiens rigides, pieds reposant sur le sol.

**Tendu suspendu.** — Bras tendus en bas, mains appuyées sur deux soutiens rigides, pieds ne reposant pas sur le sol, corps suspendu au-dessus du sol.

**Tendu suspendu.** — FAUTES : Le corps n'est pas maintenu dans le plan vertical, la tête tombe en avant, les jambes sont anguleuses aux genoux.

**Tendu arrière, suspendu.** — Bras tendus en arrière, mains appuyées sur deux soutiens rigides, pieds ne reposant pas sur le sol.

**Tendu avant, suspendu.** — Bras tendus en avant, mains appuyées sur deux soutiens rigides, pieds ne reposant pas sur le sol.

**Hanche.** — Les mains ouvertes reposant sur les hanches, le pouce dirigé en *avant*. (page 45).

**Hanche.** — FAUTES : Les épaules ne sont pas suffisamment effacées d'avant en arrière, la tête n'est pas fixée, les mains ne sont pas appliquées sur les os iliaques, *les pouces sont placés en arrière*.

**Aile.** — Bras placés en croix, avant-bras pliés verticalement à angle droit sur les bras, mains ouvertes, faces palmaires tournées en avant. (page 45).

**Aile.** — FAUTES : La fixation des bras dans la position *Croix* n'est pas conservée. Le coude s'incline plus ou moins vers le sol ou s'élève au contraire au-dessus de l'horizontale. L'*avant-bras* n'est pas plié à *angle droit* sur le bras, il forme un angle plus ou moins obtus ou plus ou moins aigu. Les *mains* ne sont pas maintenues dans le plan de l'avant-bras, elles s'inclinent en avant ou en arrière ou par côté à droite ou à gauche. Les doigts ne sont pas assez tendus ; la paume de la main n'est pas assez ouverte. Les reins ne sont pas creusés, les omoplates ne sont pas assez fixées contre la colonne vertébrale ; le cou est tendu en avant, la tête s'incline en avant ou par côté, le dos est légèrement voûté à la région des épaules.

**Aile appuyée.** — Les deux bras placés en aile, les mains appuyées sur un point fixe, les pieds reposant sur le sol.

—

**Aile appuyée suspendue.** — Les deux bras placés en aile, les mains appuyées, les pieds ne reposant pas sur le sol. Corps suspendu au-dessus du sol.

**Aile appuyée suspendue.** — FAUTES : Les avant-bras ne sont pas placés à angle droit sur les bras ; le corps n'est pas maintenu dans le plan vertical ; la tête est penchée en avant.

**Aile avant.** — Bras placés en croix, avant-bras pliés horizontalement à angle droit sur les bras et dirigés en avant, mains ouvertes, faces palmaires tournées vers le sol.

C'est l'attitude *aile* avec chute des avant-bras en avant maintenus dans un plan horizontal. (page 45).

**Aile avant.** — FAUTES : L'avant-bras n'est pas placé à angle droit sur le bras, le bras n'est pas fixé dans le plan horizontal, le coude s'abaisse vers le sol ou s'élève au-dessus de l'horizontale. Les omoplates ne sont pas fixées, les épaules sont penchées en avant et arrondies, la tête n'est pas maintenue dans le plan vertical, le cou est tendu en avant, les reins ne sont pas creusés, les jambes ne sont pas assez tendues.

**Aile avant appuyée.** — Les deux bras placés en aile avant, les mains appuyées sur un support, les pieds reposant sur le sol.

**Aile pliée.** — Dans l'attitude *Croix*, flexion complète de l'avant-bras sur le bras, l'extrémité des doigts venant s'appliquer au moignon de l'épaule. (page 45).

**Aile pliée.** — FAUTES : Le bras n'est pas maintenu dans le plan horizontal, le coude tombe ou s'élève, la flexion de l'avant-bras sur le bras est incomplète, le bout des doigts ne touche pas la face latérale externe du moignon de l'épaule. Les reins ne sont pas creusés, le tête est penchée en avant. Il en est de même pour *Aile pliée arrondie*.

**Aile pliée arrondie.** — Dans l'attitude *Croix*, demi-flexion de l'avant-bras sur le bras, la main tombant légèrement sur le poignet comme dans la position du bras gauche, dans la fente en escrime.

**Aile baissée.** — De la position en *Tendu*, plier l'avant-bras sur le bras, le bout des doigts de la main venant s'appliquer au moignon de l'épaule *latéralement*, en *dehors* sur la base externe du *Deltoïde*. Dans cette attitude, le bord interne des omoplates est fixé le long de la colonne vertébrale. Il faut partir d'*aile baissée* pour arriver en *Invocation*. (page 45).

**Aile baissée.** — FAUTES : Les omoplates ne sont pas suffisamment fixées le long de la colonne vertébrale ; le moignon de l'épaule est projeté en avant au lieu d'être placé dans le plan médian de l'articulation scapulo-humérale. La faute contraire consiste à trop repousser le moignon de l'épaule en arrière, ce qui provoque une extension trop grande du grand pectoral formant ainsi une sangle trop rigide. Les avant-bras ne sont pas assez pliés sur les bras. Le bout des doigts est appliqué sur la face antérieure du moignon de l'épaule au lieu d'être appliqué sur la face externe. Les coudes sont trop éloignés du tronc, en angle ouvert alors que les bras doivent être rapprochés au maximum du tronc. La tête tombe en avant, le ventre est projeté en avant par une ensellure trop prononcée.

**Aile fermée.** — Bras placés en *Croix*, avant-bras complètement pliés sur les bras, faces palmaires tournées vers le sol, l'extrémité des médius venant se rencontrer sur le sternum, à la hauteur de la clavicule. (page 45).

**Aile fermée.** — FAUTES : La position de *Croix* est mal prise, le bras tombe ou s'élève au-dessus de l'horizontale, l'avant-bras ne se plie pas sur le bras dans le même plan horizontal que celui-ci. Il tombe ou il s'élève en dehors de ce plan. Les mains tombent en dedans, l'articulation du poignet forme un angle à sommet supérieur. Quelquefois mais très rarement, les mains s'élèvent au lieu de tomber. Les deux médius ne se touchent pas par leur extrémité, à la hauteur de la clavicule. Les deux mains suivant l'inclinaison des bras tombent au-dessous de l'articulation sterno-claviculaire. L'extrémité des deux médius doit se rencontrer au niveau de cette articulation.

**Aile fermée, appuyée.** — Les deux bras placés en aile fermée, mains appuyées sur un support, les pieds reposant sur le sol.

**Aile fermée, suspendue.** — Les deux bras placés en aile fermée, mains appuyées sur un support, les pieds ne reposant pas sur le sol.

**Aile ouverte.** — De la position *aile fermée*, rapprocher fortement le bord interne des omoplates, un mouvement de bascule se produit, l'extrémité des médius s'éloigne d'autant plus l'une de l'autre que le moignon des épaules a été plus fortement attiré de dedans en dehors et d'avant en arrière par la contraction des faisceaux moyen du trapèze. Excellente attitude qui, alternant avec *Aile fermée* et *Croix*, développe la poitrine de dedans en dehors à son sommet. (p. 45).

**Aile ouverte.** — FAUTES : Même faute que pour *Aile fermée* dans la position des bras qui s'élèvent ou qui tombent. Même faute pour les mains qui ne demeurant pas dans le plan horizontal de l'avant-bras, tombent ou se redressent par la non-fixation de l'articulation du poignet. La tête est projetée en avant au lieu d'être fixée verticalement. L'abdomen est projeté en avant.

**Aile brisée.** — De la position *tendu* (bras tendu en bas), flexion de l'avant-bras sur le bras en avant, formant un angle droit avec le bras. Épaules effacées. Attitude des bras prise dans le pas gymnastique. (page 45).

**Aile brisée.** — FAUTES : Le moignon des épaules est ou trop rejeté en arrière ou trop porté en avant. L'avant-bras est plié plus ou moins sur le bras.

**Aile brisée, appuyée.** — Les deux bras placés en *aile brisée* mains appuyées sur un support, les pieds reposant sur le sol.

**Aile agitée.** — Les bras légèrement tendus et souples passant tour à tour en *tendu, tendu avant, appel, invocation, croix, tendu arrière, tendu, tendu avant, appel,* etc., etc., les agiter de mouvements articulaires par des battements en les faisant passer alternativement *et plusieurs fois* dans ces diverses attitudes. Les mains jouent en « battoir » sur les poignets.

**Aile agitée.** — Fautes : Les mouvements alternatifs de flexion et d'extension des mains par le jeu de l'articulation du poignet ; ces mêmes mouvements des bras, par le jeu de l'articulation du coude et par celui de l'articulation de l'épaule sont accomplis avec raideur dans une aire restreinte. Ils doivent être exécutés avec beaucoup de souplesse dans une aire élargie au maximum.

**Moulinet.** — Rotation alternative des bras en avant et en arrière. Cet exercice s'exécute au moyen d'une barre légère et rigide ou sans barre. Le mouvement se produit de la façon suivante : la barre étant tenue au bout des doigts en *appel ouvert ; invocation* du bras droit, *croix* du bras gauche. Rotation de la barre dans le dos, alors les bras sont placés en *tendu ouvert arrière,* puis nouvelle rotation, le bras gauche est mis en *invocation* et le bras droit en *croix,* nouvelle rotation des bras en avant et remise de la barre au point de départ en *appel ouvert.*

**Moulinet.** — Fautes : Les bras ne sont pas assez tendus, les épaules ne sont pas fixées dans le plan vertical. Les jambes ne sont pas tendues. La tête s'abaisse en avant au lieu d'être immobilisée dans le plan vertical. L'articulation de l'épaule n'est pas assouplie.

**Fronde.** — Mouvement de rotation du bras tournant autour de l'articulation de l'omoplate comme une fronde autour du poignet. Ce mouvement se décompose en *Tendu — Appel — Invocation — Croix — Tendu arrière — Tendu.*

**Fronde.** — Fautes : Les bras dans leur mouvement de rotation provoquent des attitudes de compensation du tronc. Celui-ci n'est pas suffisamment immobilisé. La tête et l'abdomen sont projetés tour à tour avant. L'ensellure est plus ou moins prononcée. Les jambes et les bras ne sont pas tendus au maximum.

**Godille.** — Les bras fortement tendus dans les diverses attitudes, *tendu, appel, croix, invocation,* etc., imprimer à l'humérus des mouvements de rotation de façon que l'axe de la tête de l'humérus pivote dans l'articulation de l'épaule (cavité glénoïde) par des mouvements alternatifs des mains en pronation et en suppination (action sur la circulation peri-articulaire scapulo-humérale).

**Godille.** — FAUTES : L attitude *Fixe* n'est pas observée, les bras ne sont pas rapidement tendus, les mains ne sont pas fixées dans le plan de l'avant-bras. Le mouvement de rotation du bras dans l'articulation de l'épaule n'est pas complet en pronation et en suppination.

**Appel.** — Bras tendus horizontalement en avant, à la hauteur des épaules, séparés entre eux de la largeur de la poitrine, faces palmaires tournées en dedans. (page 45).

**Appel.** — FAUTES : La position de *Fixe* est mauvaise. Les bras ne sont pas assez rigidement tendus en avant, ils quittent le plan horizontal en s'élevant ou en s'abaissant au-dessus ou au-dessous de ce plan, les mains tombent également ; la tête tombe en avant ; l'ensellure est plus ou moins prononcée.

Mêmes fautes pour *Appel fermé*, *Appel ouvert* et *Appel appuyé*.

**Appel fermé.** — Bras tendus en *Appel*, les mains se rapprochant dans le même plan horizontal jusqu'à se toucher par leur face palmaire comme pour applaudir.

**Appel ouvert.** — Bras tendus en avant comme en *Appel*, mais ouverts en forme de V. Position intermédiaire entre *appel* et *croix*. (page 45).

**Appel appuyé.** — Les deux bras raidis tendus en avant, les mains prennent un point d'appui fixe, les pieds reposant sur le sol.

**Invocation.** — Bras fortement tendus en haut, parallèlement à l'axe du corps, ouverts de la largeur des épaules, faces palmaires tournées en dedans, au-dessus de la tête. (page 45).

**Invocation.** — FAUTES : La faute la plus fréquente et la plus facile à commettre est la suppression de la rigidité du corps en *Fixe* au moment de l'élévation des bras. Les fautes par attitudes de compensation se produisent à toutes les grandes articulations. Le mouvement d'*invocation* permet de juger de la valeur de l'entraînement. La forme pure ne peut être obtenue que très difficilement. A moins d'avoir affaire à des exécutants longuement et rationnellement entraînés dans chacune de ses parties du corps, on constate les fautes suivantes : L'articulation du cou-de-pied n'est pas suffisamment fixée, le genou forme un angle, l'ensellure est trop prononcée, l'abdomen est trop projeté en avant ; les épaules ne sont pas fixées dans le plan vertical, l'angle inférieur des omoplates est refoulé en arrière, le bord interne n'est pas fixé le long de la colonne vertébrale ; le cou et la tête sont tendus en avant : les bras ne sont pas tendus rigidement, ils se rapprochent l'un de l'autre en rompant le plan parallèle dans lequel ils doivent être fixés.

Dans l'attitude *Invocation* les bras doivent être placés et maintenus dans le même plan vertical du tronc et des jambes. Ils ne doivent former qu'une seule ligne verticale du bout des médius jusqu'aux malléoles. La faute la plus fréquente est la projection des bras en avant. Ils forment ainsi un angle plus ou moins obtus avec le plan vertical du corps. Même faute dans *Invocation ouverte* et dans *Invocation ouverte arrondie*. Dans cette attitude l'avant-bras est trop plié sur le bras. Dans *Invocation appuyée* et *suspendue* les bras ne sont pas placés parallèlement.

**Invocation ouverte.** — Bras tendus en haut, dans la même attitude qu'*Invocation* mais ouverts en forme de V. Position intermédiaire entre *Invocation* et *Croix*. (page 45).

**Invocation ouverte arrondie.** — De l'attitude *Invocation ouverte*, plier légèrement les avant-bras sur les bras en arrondissant le geste, les mains tombant légèrement pliées sur le poignet.

**Invocation appuyée.** — Les deux bras en *invocation*, mains appuyées sur une ou deux poutres, sur les montants d'une échelle horizontale, etc., les pieds reposant sur le sol.

**Invocation suspendue.** — Les deux bras en *invocation*, les mains accrochées à un point d'appui, les pieds ne reposant pas sur le sol. Corps suspendu au-dessus du sol.

**Croix.** — Bras tendus latéralement en croix, à la hauteur des épaules, formant un angle droit avec l'axe du corps, faces palmaires tournées vers le sol. (page 45).

**Croix.** — Fautes : L'attitude de *Fixe* est mauvaise. Les bras sont trop élevés ou trop abaissés. La faute la plus fréquente est leur abaissement au-dessous du plan horizontal dans lequel ils doivent être fixés.

**Croix ouverte.** — Bras placés en croix mais fortement projetés en arrière.

**Croix ouverte.** — Fautes : La tête est projetée en avant, les reins sont trop creusés, les jambes ne sont pas tendues, les omoplates ne sont pas fortement appliquées contre la cage thoracique.

**Croix appuyée.** — Les deux bras raidis tendus en croix, mains appuyées sur deux poutres, les pieds reposant sur le sol.

**Double croix accouplée.** — Deux opposants se placent dos à dos, omoplate contre omoplate, ils tendent leurs bras en croix, se prennent par les mains et se lient ainsi en un bloc, pour la *Lutte dorsale* ou pour des mouvements d'équilibre accouplés. (page 47).

**Double croix accouplée.** — Fautes : Mêmes fautes qu'en *Croix*. Si les deux nuques se touchent, les deux sacrum s'éloignent l'un de l'autre ; si les deux sacrums se touchent, les deux nuques s'éloignent. La faute la plus fréquente est l'éloignement de l'un ou de l'autre opposant, ou des deux opposants ensemble, par ensellure. La position de *Fixe* doit être surtout imposée dans toute sa pureté.

**Nuque palmaire.** — De la position *Croix* et en passant par *Aile*, flexion latérale des avant-bras sur les bras, bout des doigts venant, par leur face palmaire, se rencontrer et appuyer sur la nuque ; la tête raidie faisant opposition à la poussée des mains en avant ; mains ouvertes fortement tendues. (page 45).

**Nuque palmaire.** — FAUTES : Les épaules ne sont pas assez rejetées en arrière, les mains ne sont pas fixées dans le plan de l'avant-bras,
elles fléchissent en dehors formant un angle plus ou moins prononcé
avec l'avant-bras. La tête non fixée est projetée en avant, sous la poussée des mains. Les omoplates ne sont pas fixées contre la cage thoracique. Mêmes fautes pour *Nuque dorsale*.

**Nuque dorsale.** — Même attitude que *Nuque palmaire*,
la face dorsale des mains appuyant sur l'occiput.

**Front palmaire.** — Même mouvement de flexion des
avant-bras sur les bras qu'en *Nuque*, bout des doigts venant
se rencontrer et appuyer sur le front, par leur face palmaire, mains ouvertes et fortement tendues.

**Front palmaire.** — FAUTES : Mêmes fautes qu'en *Nuque palmaire*, sauf que la tête n'est pas refoulée en avant. La main est plus ou
moins pliée sur l'avant-bras, elle n'est pas rigidement ouverte.

**Front dorsal.** — Même attitude que *Front palmaire*, la
face dorsale des mains appuyant sur le front.

**Tempe palmaire.** — De *Croix* passer en *Aile*, abaisser
ensuite les avant-bras de façon que le bout des médius
vienne toucher les tempes, la face palmaire de la main
dirigée en *avant*. Attitude du salut militaire français.

**Tempe palmaire.** — FAUTES : La position de *Fixe* est mauvaise.
Le bout des doigts est placé au-dessus ou au-dessous de la tempe. La
main n'est pas fixée dans le plan de l'avant-bras, elle forme un angle au
poignet. Les omoplates ne sont pas fixées contre la cage thoracique.
Mêmes fautes pour *Tempe dorsale*.

**Tempe dorsale.** — Même attitude que *Tempe palmaire*,
la face dorsale de la main dirigée en *avant*.

## MAINS

**Palmaire avant.** — La paume des mains ouvertes dirigée
en *avant*.

**Palmaire avant.** — FAUTES : Les mains ne sont pas assez ouvertes,
les doigts ne sont pas assez tendus. La main tourne trop en dedans ou
en dehors. Elle n'est pas fixée dans le plan de l'avant-bras.
Mêmes fautes pour *Palmaire arrière*, *Palmaire interne*, *Palmaire
externe*, *Palmaire sol*, *Palmaire ciel*.

**Palmaire arrière.** — La paume des mains ouvertes
dirigée en *arrière*.

**Palmaire interne.** — La paume des mains ouvertes
dirigée en *dedans*, les deux paumes des mains se faisant
face.

**Palmaire externe.** — La paume des mains ouvertes
dirigée en *dehors*, le dos des deux mains opposé l'un à
l'autre.

**Palmaire sol.** — La paume des mains ouvertes dirigée en bas *vers la terre* en *Appel* — *Croix*, etc.

**Palmaire ciel.** — La paume des mains ouvertes dirigée, en haut, *vers le ciel* en *Appel* — *Croix*, etc.

**Palmaire debout.** — La paume des mains ouvertes dirigée en avant, la main fléchie en haut et dressée à angle droit sur le poignet, bras tendus en avant dans l'attitude *Appel*. Position prise par les mains appuyant contre un mur, par leur face palmaire, le corps étant placé parallèlement à l'axe du mur, les bras tendus et rigides.

**Palmaire debout.** — FAUTES : La flexion de la main sur l'avant-bras n'est pas complète à angle droit. Le bras tendu en avant n'est pas rigide, il forme un angle au coude.
Mêmes fautes pour *Palmaire baissé*.

**Palmaire baissé.** — La main fléchie en bas et abaissée à angle droit sur le poignet, bras tendu en *Appel, Croix, Invocation*, etc.

**Battoir.** — Mouvement alternatif d'extension et de flexion des mains en *palmaire debout* et en *palmaire baissé*.

**Battoir.** — FAUTES : L'amplitude des mouvements est amoindrie ; les *Palmaire debout* et *Palmaire baissé* sont exécutés à demi.

## ÉPAULES

**Doute.** — Les épaules étant placées dans l'attitude *Fixe, Raidi :* 1° les soulever fortement de bas en haut *suivant un plan vertical ;* 2° les projeter en *arrière suivant un plan horizontal ;* 3° les laisser retomber *dans un plan vertical,* sans raideur, avec une grande élasticité de la poitrine qui doit plastronner par allongement latéral du grand pectoral. Ce mouvement est assuré : 1° Par la contraction du faisceau supérieur du trapèze prenant son point d'appui fixe à la courbure occipitale et soulevant les omoplates par sa traction sur l'épine ; 2° par le petit pectoral, son point d'appui fixe à l'apophyse coracoïde lui fait soulever les côtes, soulageant aussi le diaphragme ; 3° par le grand pectoral dans l'élévation du moignon de l'épaule et de l'humérus (coulisse bicipitale). Les bras passent alors de *tendu* en demi-flexion dans leur mouvement de soulèvement. Ils retombent en *Tendu* dans le retour du moignon de l'épaule à la position de départ initiale. *Inspirer* pendant le soulèvement des épaules. *Expirer* pendant la chute des épaules.

**Doute.** — FAUTES : La position de *Fixe* est mauvaise. Les épaules ne sont pas soulevées au maximum dans le plan vertical, elles ne sont pas suffisamment rejetées en arrière, elles tombent en avant à la fin du mouvement. Les omoplates ne sont pas suffisamment fixées le long de la colonne vertébrale sur les bords de laquelle elles doivent glisser de bas en haut et de haut en bas sur un plan vertical pendant l'exécution du mouvement. Les bras sont trop rigides. La tête est projetée en avant. La respiration est nulle ou mauvaise ; l'*inspiration* n'accompagne pas le mouvement d'élévation de l'épaule, ni l'*expiration* le mouvement d'abaissement de l'épaule.

Ce mouvement étant un des premiers à exécuter au début de la séance pour la mise en train des poumons, doit être avant tout respiratoire ; pour cela il faut le bien exécuter.

## TÊTE

**Tête raidie.** — Tête fixée dans le plan vertical du corps, l'axe de la bouche parallèle au plan horizontal dans l'attitude de *Fixe*.

**Tête raidie.** — Fautes : La tête penche en avant ou est trop tendue en arrière, elle n'est pas fixée dans le plan vertical, la position de *Fixe* ayant été mal prise.

**Tête avant.** — Tête fléchie en avant.

**Tête avant.** — Fautes : La tête ne fléchit pas assez en avant, l'*expiration* qui doit toujours accompagner en mouvement n'est pas accomplie ou bien elle est trop faible. Le mouvement de *Tête avant* doit toujours être suivi du mouvement *Tête arrière*. L'attitude de *Fixe* est mauvaise. Le dos est voûté.

**Tête arrière.** — Tête tendue en arrière.

**Tête arrière.** — Fautes : La tête n'est pas assez tendue en arrière en extension complète. L'inspiration est nulle ou pas assez profonde. L'attitude en *Fixe* est mauvaise. Le ventre est projeté en avant avec ensellure plus ou moins prononcée.

**Tête droite.** — Tête fléchie sur l'épaule droite.

**Tête droite.** — Fautes : La position de *Fixe* est mauvaise. L'extension de la tête n'est pas complète. L'épaule gauche est soulevée au lieu d'être immobilisée dans l'attitude de *Fixe*. L'inspiration est nulle et incomplète. Il faut *inspirer* fortement dans le mouvement d'extension et *expirer* dans le retour à la position *Fixe*.

Même faute pour *Tête gauche ;* ici, c'est l'épaule *droite* qui est soulevée, elle doit être immobilisée.

**Tête gauche.** — Tête fléchie sur l'épaule gauche.

**Face droite.** — La tête étant fixée dans le plan vertical, face en avant, celle-ci tourne à droite par un mouvement de torsion du cou de gauche à droite.

**Face droite.** — Fautes : La position de *Fixe* est mauvaise. La torsion du cou n'est pas complète. La tête n'est pas fixée dans le plan vertical ; le menton est trop abaissé ou trop relevé. L'*inspiration* est nulle ou incomplète dans le mouvement de *torsion*, alors qu'elle doit être très profonde pour éviter la congestion du cerveau, les tournements de tête et les éblouissements. L'*expiration* doit se produire pendant le mouvement de retour en *Fixe*.

Mêmes fautes pour *Face gauche*.

**Face gauche.** — La tête étant fixée dans le plan vertical, face en avant, celle-ci tourne à gauche par un mouvement de torsion du cou de droite à gauche.

**Roulement.** — La tête exécute un mouvement de circumduction en passant alternativement par les positions de *Tête avant, droite, arrière, gauche, avant*. Produire le *Roulement* de gauche à droite, et ensuite de droite à gauche.

Tous les mouvements de tête doivent être accompagnés de profondes respirations pour éviter la congestion et les éblouissements par l'action des muscles sterno-cléïdo-mastoïdiens sur les veines jugulaires et sur les carotides.

**Roulement.** — Fautes : La position de *Fixe* est mauvaise. La tête ne s'incline pas assez en *avant*, à *droite*, en *arrière*, à *gauche* et en *avant*. La respiration est nulle ou incomplète. L'*inspiration* ne se produit pas dans les mouvements d'extension, et l'*expiration*, dans les mouvements de retour en *Fixe*.

### Mouvements généralisés : Équilibres, Sauts, Marche rampée.

Mouvements généralisés, mettant en action combinée les mains, les bras, le tronc, les jambes et les pieds.

**Gladiateur.** — Attitude prise dans la position de la statue du *Gladiateur* (Musée du Louvre *(crochet appuyé droit, 1/2 salutation — Invocation gauche — Tendu arrière droit)*. L'attitude du corps du *Gladiateur* peut servir de position fondamentale sous-dérivée pour les mouvements annexes et sous-annexes du tronc ou des bras, ces derniers peuvent être placés en *invocation, invocation ouverte, aile, aile fermée, aile ouverte, aile pliée, aile avant, nuque, hanche, croix, croix ouverte, tendu arrière, tendu avant, appel ouvert, tendu ouvert*, etc.

**Escrimeur.** — Attitude prise par le corps dans la fente maximum en escrime. Cette attitude peut servir de position fondamentale sous-dérivée pour les mouvements annexes et sous-annexes du tronc et des bras, comme pour le *Gladiateur*.

**Cubiste.** — Le corps renversé, la tête en bas, est mis en équilibre sur les bras. Les mains reposant sur le sol, les pieds sont placés en l'air au-dessus de la tête. (page 49).

**Roue.** — De la position *fixe, croix, fente, transverse droite,* incliner le corps en éventail, au maximum, à droite, de façon que la main droite vienne toucher le sol, la jambe gauche étant mise en fléau ; basculer alors vivement et faire la roue autour de la tête placée en bas, les jambes et le corps pivotent sur le bras droit ; le corps se redresse alors par une forte extension latérale du tronc. Répéter le mouvement à gauche. (page 49).

**Équilibriste.** — Les mouvements d'équilibre sur les jambes ont pour effet d'assouplir l'articulation du bassin en fortifiant les muscles du massif dorso-lombaire et cervico-dorsal, en même temps que les muscles du quadriceps fémoral et du mollet. Dans les mouvements d'équilibre, la tête et le tronc doivent toujours rester dans le plan vertical, c'est-à-dire perpendiculaire à l'horizontale ; la tête doit être immobilisée dans ce plan, tous les mouvements de décomposition des forces se passent dans l'articulation du bassin, qui représente l'articulation à la cardan des lampes de navire restant toujours verticales au roulis et au tangage. Pour forcer la tête à ne pas abandonner le plan vertical on peut placer un objet à son sommet, on ne doit pas le laisser tomber à terre, telles les femmes qui portent une cruche d'eau sur la tête.

**Génie.** — Position du *Génie de la Bastille,* en équilibre sur un pied ou sur la pointe d'un pied.

Sur cette attitude en équilibre instable on peut annexer des mouvements de bras. L'exercice est rendu difficile en raison du rétrécissement du point d'appui pris sur le sol par les pieds.

**Losange sauté.** — Attitude de fixe, bras tendus en bas, buste fixé dans le plan vertical, 1/2 pointé — jambes pliées et entr'ouvertes en losange, saut sur place sur la pointe des pieds. (page 46).

**Losange sauté.** — FAUTES : Le tronc et la tête ne sont pas suffisamment fixés et immobilisés dans le plan vertical. La tête et le tronc tombent en avant. Les jambes ne sont pas assez entr'ouvertes. Le point d'appui sur le bout des orteils est instable par la non fixation de l'articulation du cou-de-pied.

Mêmes fautes pour *Losange sauté avant, droit, gauche* et pour les *Losanges fermés* ou *Grenouille.* Ici la flexion des jambes n'est pas assez prononcée.

**Losange sauté avant.** — Même attitude que losange sauté, avec saut en avant.

**Losange sauté droit.** — Même attitude que losange sauté avec saut par côté, à droite.

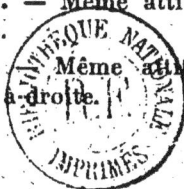

7.

**Losange sauté gauche.** — Même attitude que losange sauté avec saut par côté, à gauche.

**Losange fermé sauté ou Grenouille.** — Flexion complète des jambes, le buste fixé dans le plan vertical, saut sur place.

**Losange fermé sauté avant ou Grenouille avant.** Même attitude avec saut en avant.

**Losange fermé sauté droit ou Grenouille droite.** — Même attitude avec saut par côté, à droite.

**Losange fermé sauté gauche ou Grenouille gauche.** — Même attitude, avec saut par côté, à gauche.

**Pentagone sauté.** — Buste vertical, bras tendus en bas, saut sur place sur la pointe des pieds. (page 46).

**Pentagone sauté.** — Fautes : Le buste n'est pas fixé dans le plan vertical. Le *Pentagone* n'est pas pur dans les lignes des jambes.

**Taupe.** — Marche accroupie sur le sol et rampée à quatre pattes, alternée avec une progression rampante, le corps allongé sur le sol, progressant alternativement sur les bras et les jambes, comme pour passer sous un obstacle bas ou dans un trou étroit.

**Affût.** — Dans la position de taupe, se placer en position allongée latérale gauche ou droite en faisant le simulacre de viser à l'affût avec un fusil ou de se traîner latéralement sur les bras et les jambes.

### Mouvements avec engins.

**Bâton.** — Un bâton de 0ᵐ 02 de diamètre, et long de 1ᵐ 50 à 1ᵐ 90 est fixé contre les deux omoplates *au milieu* desquelles il appuie fortement. Les bras sont tendus en *croix, palmaire avant.* Ce bâton sert à étalonner le buste dans le plan vertical en rapprochant fortement le bord interne des omoplates le long de la colonne vertébrale. De la position *Croix* on peut exécuter les *salutations,* les *courbes raidies,* les *éventails,* les *torsions,* etc., etc.

**Bâton.** — Fautes : L'attitude en *Fixe* est mauvaise, de même que celle de *Croix.*

**Ciseaux.** — Deux opposants se faisant face en *Fixe,* les deux bâtons sont croisés en X. De la position *tendu* passer en *appel ouvert.* L'exécutant passe en *appel* et en *appel fermé,* l'opposant passe en *croix* et en *croix ouverte.* Il revient ensuite en *appel fermé* tandis que son partenaire se met, à son tour, en *croix ouverte*. Il faut exécuter lentement les mouvements, les *bras rigides* formant bloc. *Inspiration* pendant l'*ouverture* des bras; *expiration* pendant la *fermeture*. (Voir la Planche).

**Ciseaux.** — FAUTES : L'attitude en *Fixe* est mauvaise. Dans le mouvement en *Appel* le dos est voûté, la tête penche en avant. Dans le mouvement en *Croix* l'ensellure se produit avec projection du ventre en avant. Les bras ne sont pas maintenus *rigides*, de l'articulation de l'épaule à l'articulation du poignet ; ils forment un angle au coude ce qui est mauvais. L'inspiration ne se produit pas dans le passage d'*Appel* en *Croix*, de même que l'expiration ne se produit pas dans le passage de *Croix* en *Appel*.

**Barres jumelles.** — Les barres jumelles sont des perches en bois ou des tiges de fer plus ou moins lourdes, longues de trois, quatre à cinq mètres. Elles constituent des haltères collectives sans solution de continuité. On place les exécutants de même taille, les uns à la suite des autres entre deux barres jumelles d'un poids total variable. Deux barres de 12 kilog. soulevées par six exécutants donnent 2 kilog. à chaque main. (page 50 et Planche).

**Barres jumelles.** — FAUTES : L'attitude en *Fixe* est mauvaise. Les exécutants ne sont pas placés entre les deux barres d'après la longueur de leurs bras, celle-ci dépend généralement de la taille.

Les exécutants sont trop pressés les uns contre les autres. Un espace d'au moins 0ᵐ 30 centimètres doit les séparer.

**Drapeau.** — Le *drapeau* est une des formes de l'*invocation ouverte suspendue*. Les bras étant placés en invocation, les mains saisissent fortement un mât vertical immobilisé. Le corps est alors soulevé en éventail et horizontalement sur les bras tendus perpendiculairement au mât.

**Serpent.** — Cet exercice s'exécute au cadre en bois, agrès suédois formé en damier évidé, le corps passe ainsi en serpentant d'une case à l'autre, dans diverses directions, en s'aidant des mains, des bras, du tronc et des jambes.

**Serpent vertical.** — Progression dans les cases du cadre de bas en haut et de haut en bas.

**Serpent horizontal.** — Progression latérale de droite à gauche et de gauche à droite.

**Serpent oblique.** — Progression latéro-verticale, droite et gauche.

**Grimpé.** — Action de grimper à la poutre simple ou double, ou à la corde simple ou double. Ne jamais grimper à la seule force des bras ; s'aider toujours des jambes.

# CHAPITRE V

## Séances de gymnastique composées pour différents âges.

———

Nous donnons ici un formulaire de mouvements à exécuter aux divers âges.

Nous ne pouvons régler chaque mouvement, car l'élasticité d'une séance de gymnastique est telle qu'il est impossible de la régler par une formule unique. Il appartient à chacun de s'appliquer les mouvements indiqués en vue du résultat qu'il veut obtenir. Les cinq facteurs : force, durée, rapidité, répétition, combinaison, qui régissent tout mouvement ne peuvent être imposés uniformément à tous les exécutants. Nous ne pouvons donc que donner des indications d'ordre général. Nous avons fixé la séance à raison de 3o à 6o minutes. L'expérience nous a prouvé qu'on peut obtenir des résultats rapides et excellents à condition de s'entraîner tous les jours de 15 à 20 minutes, à mains libres, c'est-à-dire sans haltères. Les haltères ne sont pas nécessaires à moins de viser l'athlétisme. Il appartient à chacun de faire son école personnelle.

Les maîtres qui appliqueront nos formulaires auront tout intérêt à les bien étudier par avance sur eux-mêmes. Ainsi pourront-ils mieux juger des effets à produire dans leur enseignement.

Nous ne saurions trop le répéter, rien n'est plus élastique, plus reposant ni plus agréable qu'une séance de gymnastique éducative si on sait la bien appliquer ; rien n'est plus violent, plus ennuyeux, plus fatigant ni plus irritant si on l'applique mal.

De même qu'il faut sortir de table avec une légère pointe d'appétit, en gymnastique il faut être toujours *au-dessus* de sa forme, c'est-à-dire pouvoir continuer au besoin la séance sans aucune fatigue.

— I —

## COURS ÉLÉMENTAIRE

*(Enfants de 7 à 10 ans).*

**Force.** — Aucun poids aux mains.

**Durée.** — Séance de 30 à 45 minutes d'après l'entraînement.

**Rapidité.** — Rythme du mouvement établi d'après la division de seconde ou la seconde, d'après les effets qu'on veut obtenir. On peut utiliser la notation musicale pour la tenue du mouvement, en double-croche, croche, noire, blanche ou ronde.

**Répétition.** — Répétition d'après le degré de l'entraînement, d'après l'état général de vigueur ou de fatigue des exécutants, l'effet physiologique qu'on veut provoquer et le résultat qu'on veut obtenir.

**Combinaison.** — Combinaisons de mouvements très faciles et surtout amusants, ne provoquant pas une trop grande attention de l'esprit pour les établir. Se rappeler qu'il y a antagonisme entre le pouvoir d'attention et le pouvoir de respiration.

### FORMULE.

I. — ENTRÉE : Marche, Chant, Pas suédois, Pas de parade, Pas polké, Mise en place, Mise en train. Pieds : équerre et unis alternativement de 3 à 6 fois.

II. — TÊTE : Fixe *(Aile baissée)*, Tête avant, Tête arrière, Tête droite, Tête gauche, Face droite, Face gauche, Roulement.

III. — BRAS : Fixe, Croix, Invocation, Croix, Ailes fermées, Ailes ouvertes, Croix, Nuque, Invocation, Aile baissée, Fixe.

IV. — JAMBES : Fixe *(Hanche)*, Uni, Équerre, Pédales, Pointé, Talon[1] (en positions diverses des pieds sur l'Étoile), 1/2 Losange, Redressement, Losange, Redressement, Losange fermé, Redressement, Crochet (droit et gauche), Crochet pointé-pédale (droit et gauche), Fléau (droit et gauche, avant, transverse, arrière), Pentagone, Fixe.

---

1. — *Pédales, Pointé, Talon* sont répétés plusieurs fois de suite dans toutes les leçons.

V. — TRONC *(arrière)* : Fixe *(Hanche)*, 1/4 Salutation, Redressement, 1/2 Salutation, Redressement, Salutation, Redressement *(Invocation)*, 1/4 Salam raidi, Redressement, 1/2 Salam raidi, Redressement, Salam, Redressement, Fixe.

VI. — TRONC *(avant)* : Fixe *(Nuque)*, 1/4 Courbe raidie, Redressement, 1/2 Courbe raidie, Redressement *(Invocation)*, Courbe raidie, Redressement, Fixe.

VII. — TRONC *(côtés, droit et gauche)* : Fixe *(Nuque)*, 1/4 Éventail, Retour, 1/2 Éventail, Retour, Fixe.

VIII. — TRONC *(abdomen, droit et gauche)* : *(Croix)*, Fente avant, 1/2 Torsion, Retour, Torsion, Retour.

IX. — ÉQUILIBRE (1° *stable)* : *Hanche*, Huit pas à reculons avec Fléau avant, transverse, arrière, Fixe. Chute ; 2° *instable* : Pointé, Fléau avant, Transverse, Arrière, Balancé *(droite et gauche)*.

X. — POUMONS ET CŒUR *(Excitation)* : Pas suédois, Pas polké *(crescendo et decrescendo)*, Sauts en hauteur et en longueur, avec ou sans obstacles, Sauts de mouton, Courses, Jeux divers.

XI. — POUMONS ET CŒUR *(Sédation)* : Fixe, Pointé, Croix, Fixe *(2 ou 3 fois)*, Aile baissée, Invocation, Croix, Aile fermée, Aile ouverte, Croix, Fixe *(2 fois)*.

XII. — SORTIE : Reprise des rangs, Chant, Pas suédois, Pas de marche normal cadencé.

## — II —

## COURS PRIMAIRE

### *(Enfants de 10 à 14 ans)*.

**Force.** — Aucun poids dans les mains.

**Durée.** — Séance de 45 à 60 minutes d'après l'entraînement.

**Rapidité.** — Rythme du mouvement établi d'après la division de seconde ou la seconde, d'après les effets qu'on veut obtenir. On peut utiliser la notation musicale pour la tenue du mouvement en double croche, croche, noire, blanche ou ronde.

**Répétition.** — Répétition générale ou partielle des mouvements d'après l'entraînement.

**Combinaison.** — Mouvements combinés faciles et amusants, demandant cependant un effort d'attention plus grand que pour les enfants de 7 à 10 ans.

### FORMULE.

I. — ENTRÉE : Marche, Chant, Pas suédois, Pas polké, Pas de parade *(crescendo* et *decrescendo)*, Mise en place, Mise en train, Pieds : équerre et unis alternativement de 5 à 8 fois.

II. — TÊTE : Fixe *(Aile baissée)*, Tête avant, arrière, droite, gauche, Face droite, Face gauche, Roulement, Fixe.

III. — BRAS : Fixe, Croix, Invocation, Aile baissée, Invocation, Croix, Aile fermée, Aile avant, Aile, Nuque, Croix, Fixe.

IV. — JAMBES : Fixe *(Hanche)*, Uni, Équerre, Pédales, Pointé, Talon, Crochet (droit et gauche), Crochet pointé-pédale (droit et gauche), Fléau (droit et gauche), Debout équerre, Losange, Redressement (2 fois), Losange fermé, Redressement (2 fois), Pentagone sur Étoile, Fléau droit et gauche avant, transverse, arrière, Fixe.

V. — TRONC *(arrière)* : Fixe *(Nuque)*, 1/4 Salutation, Redressement, 1/2 Salutation, Redressement, Salutation, Redressement, *(Invocation)*, Fente, 1/4 Salam raidi, Redressement, 1/2 Salam raidi, Redressement, Salam, Redressement avant, 1/4 Salam raidi, Redressement, 1/2 Salam raidi, Redressement, Fixe.

VI. — TRONC *(avant)* : Fixe *(Hanche)*, Fente, 1/4 Courbe raidie, Redressement, 1/2 Courbe raidie, Redressement *(Invocation)*, 1/4 Courbe raidie, Redressement, 1/2 Courbe raidie, Redressement, Fente avant, 1/2 Courbe raidie appuyée, Redressement, Fixe.

VII. — TRONC *(côté*, droit et gauche) : Fixe, Fente avant, *(Nuque)*, 1/4 Éventail, Retour, 1/2 Éventail, Retour *(Croix)*, Fente, 1/4 Éventail, Retour, 1/2 Éventail, Retour, Fixe.

VIII. — TRONC *(abdomen*, droit et gauche) : Fixe *(Hanche)*, 1/2 Torsion, Retour, Torsion, Retour *(Croix)*, 1/2 Torsion, Retour, Torsion, Retour.

IX. — ÉQUILIBRE (1° *stable)* : Fixe *(Croix)*, Dix pas à reculons avec Fléau avant, transverse, arrière, Fixe. Chute avant (droit et gauche) ; 2° *instable* : Fixe *(Croix)*, Pointé, Fléau avant, transverse, arrière, Fixe. Balance avant (droite et gauche).

X. — POUMONS ET CŒUR *(Excitation)* : Pas suédois, Pas de parade accéléré, Pas polké accéléré, Pas gymnastique, Course, Sauts (hauteur et longueur), Sauts de mouton, Grenouille, Jeux divers.

XI. — POUMONS ET CŒUR *(Sédation)* : Fixe, Pointé, Croix, Fixe *(2 ou 3 fois)*, Aile baissée, Invocation, Croix, Tendu *(2 ou 3 fois)*, Aile fermée, Aile ouverte, Croix *(2 ou 3 fois)*.

XII. — SORTIE : Reprise des rangs, Chant, Pas suédois, Pas de marche normal cadencé.

## — III —

### COURS SECONDAIRE

#### *(Adolescents de 14 à 18 ans.)*

**Force.** — Exercices à mains libres.

**Durée.** — Séance de 60 minutes.

**Rapidité.** — Rythme du mouvement établi d'après la division de seconde et pouvant alterner avec un rythme plus lent d'après l'effet et l'effort qu'on veut produire, allant jusqu'à 2 secondes. L'adjonction des haltères, qui n'est pas forcément nécessaire, doit entrer en ligne de compte dans le rythme. On peut utiliser la notation musicale pour la tenue des mouvements en double croche, croche, noire, blanche ou ronde.

**Répétition.** — Éviter les trop nombreuses répétitions pour ne pas fatiguer, si l'on use des poids.

**Combinaison.** — Les combinaisons doivent porter sur un plus grand nombre de groupes musculaires et les mettre en fonction avec une difficulté progressive dépendante du degré de l'entraînement et du résultat recherché par le professeur.

NOTE. — L'adjonction du poids à chaque main modifie les formules des leçons suivantes établies pour mouvements à mains libres. C'est au maître à décider pour cette leçon et pour les leçons suivantes, d'après l'entraînement des exécutants.

#### FORMULES.

I. — ENTRÉE : Marche, Chant, Pas suédois, Pas glissé, Pas de parade, Pas prussien, Pas polké *(crescendo* et *decrescendo)*, Mise en place, Mise en train, Pieds : équerre et unis alternativement de 6 à 8 fois.

II. — Tête : Fixe, Aile baissée, Tête avant, arrière *(2 ou 3 fois)*, Tête droite et gauche *(2 ou 3 fois)*, Face droite, Face gauche *(2 ou 3 fois)*, Roulement de la tête, droit et gauche *(2 ou 3 fois)*.

III. — Bras : Fixe, Croix, Invocation *(2 ou 3 fois)*, Tendu plié, Invocation, Fixe *(2 ou 3 fois)*, Appel, Aile fermée, Aile ouverte, Croix, Tendu arrière ; Appel, Croix, Aile, Aile avant, Croix, Aile pliée, Croix, Nuque, Front, Aile baissée, Fixe, Godille (en appel, croix, tendu arrière), Fixe.

IV. — Jambes : Fixe, Uni, Équerre, Pédale, Pointé talon (en positions diverses des pieds sur l'Étoile), 1/2 Losange, Redressement, Losange, Redressement, Losange fermé, Redressement *(2 ou 3 fois)*, Crochet, Crochet pointé-pédale, Fléau avant, transverse arrière *(2 ou 3 fois)*, Pentagone (sur Étoile), Fixe.

V. — Tronc *(arrière)* : Fixe *(Nuque)*, 1/4 Salutation, Redressement, 1/2 Salutation, Redressement, Salutation, Redressement *(Invocation)*, 1/4 Salam raidi, Redressement, 1/2 Salam raidi, Redressement, Salam, Redressement (Fente), 1/4 Salam raidi, Redressement, 1/2 Salam raidi, Redressement, Salam, Redressement, Fixe *(2 ou 3 fois)*.

VI. — Tronc *(avant)* : Fixe *(Nuque)*, 1/4 Courbe raidie, Redressement, 1/2 Courbe raidie, Redressement *(2 ou 3 fois)* *(Invocation)*, 1/4 Courbe raidie, Redressement, 1/2 Courbe raidie, Redressement (Fente sur Étoile), 1/4 Courbe raidie, Redressement, 1/2 Courbe raidie, Redressement, Courbe raidie, Fixe.

VII. — Tronc *(côté, droit et gauche)* : Fixe (Fente avant) *(Croix)*, 1/4 Éventail, Retour, 1/2 Éventail, Retour (Fente) *(Invocation)*, 1/4 Éventail, Retour, 1/2 Éventail, Retour (droit et gauche *(2 ou 3 fois)*.

VIII. — Tronc *(abdomen, droit et gauche)* : Fixe (Fente avant) *(Nuque)*, 1/2 Torsion, Retour, Torsion, Retour *(2 ou 3 fois) (Croix)*, 1/2 Torsion, Retour, Torsion, Retour (droite et gauche) *(2 ou 3 fois)*.

IX. — Équilibre : (1° *stable)* : Fixe *(Croix)*, Quinze pas à reculons avec Fléau avant, transverse arrière, Fixe, Chute sur Étoile (droite et gauche) ; 2° *instable* : Fixe, Invocation, Pointé, Fléau (droit et gauche) avant, transverse arrière, Roue gauche et droite, Fixe.

X. — Poumons et Cœur *(Excitation)* : Fixe, Pas suédois, Pas de parade accéléré, Pas polké accéléré, Pas gymnastique, Course, Sauts (hauteur et longueur) avec et sans obstacles, Sauts de mouton, Grenouille, Jeux divers.

XI. — POUMONS ET CŒUR *(Sédation)*: Fixe, Pointé, Croix-Fixe *(3 ou 4 fois)*, Tendu plié, Invocation *(3 ou 4 fois)*, Aile fermée, Pointé, Croix *(3 ou 4 fois)*, Pédale, Pointé, Fixe.

XII. — SORTIE : Reprise des rangs, Chant, Pas suédois, Pas de marche normal cadencé.

## — IV —

## COURS SUPÉRIEUR

### *(Jeunes gens de 18 à 24 ans.)*

**Force.** — Exercices à mains libres.

**Durée.** — Séance complète de 60 minutes.

**Rapidité.** — Rythme du mouvement établi d'après la division de seconde et pouvant alterner avec un rythme plus lent d'après les effets et l'effort qu'on veut produire, allant jusqu'à 2 secondes et demie.

On peut utiliser la notation musicale pour la tenue des mouvements en double croche, croche, noire, blanche, ronde.

**Répétition.** — Calculer la répétition d'après l'effort qu'on veut produire. Éviter la fatigue si l'on use des poids.

**Combinaison.** — Les combinaisons doivent être rendues plus difficiles par des positions fondamentales dans lesquelles le centre de gravité du corps est plus ou moins déplacé en dehors du plan médian vertical. Elles doivent porter sur un plus grand nombre de muscles, en raison du degré de l'entraînement général des exécutants.

#### FORMULES.

I. — ENTRÉE : Marche, Chant, Pas suédois, Pas glissé, Pas de parade, Pas prussien, Pas polké, Pas gymnastique *(crescendo et decrescendo)*, Mise en place, Mise en train, Pieds : Équerre et unis alternativement de 8 à 9 fois.

II. — TÊTE : Fixe *(Tendu plié)*, Tête avant, arrière *(2 ou 3 fois)*, Tête droite et gauche *(2 ou 3 fois)*, Roulement, droit et gauche *(2 ou 3 fois)*.

III. — BRAS : Fixe, Pointé, Croix, Invocation *(2 ou 3 fois)*, Tendu plié, Invocation *(3 ou 4 fois)*, Fixe, Appel, Aile fermée, Croix, Tendu arrière *(2 ou 3 fois)*, Invocation, Aile *(4 ou 5 fois)*, Fixe, Croix *(2 fois)*, Nuque, Front *(2 fois)*, Croix, Aile pliée *(3 fois)*, Godille (en Appel, Invocation, Croix, Tendu arrière), Fixe.

IV. — JAMBES : Uni, Équerre, Fixe, Pédale, Pointé, Talon (en positions diverses des pieds sur l'Étoile), 1/2 Losange, Redressement, Losange, Redressement, Losange fermé, Redressement *(3 fois)*, Crochet, Crochet pointé-pédale, Fléau avant, transverse, arrière *(2 fois)*, Pentagone (sur l'Étoile), Fixe, Fléau accroupi, Redressement *(2 fois)*, Fixe.

V. — TRONC *(arrière)* : *(Nuque)*, 1/4 Salutation, Redressement (*2 ou 3 fois*), *(Invocation)* 1/2 Salutation, Redressement *(3 ou 4 fois)*, *(Croix)*, Salutation, Redressement *(2 fois)*, 1/4 Salam raidi, Redressement, 1/2 Salam raidi, Redressement *(2 ou 3 fois)*, Salam, Redressement *(2 ou 3 fois)*, (Fente sur Étoile), 1/4 Salam raidi, Redressement, 1/2 Salam raidi *(2 ou 3 fois)*, Redressement, Salam, Redressement, Fixe.

VI. — TRONC *(avant )* : Fixe, *(Nuque)*, 1/4 Courbe raidie, Redressement, 1/2 Courbe raidie, Redressement *(2 ou 3 fois)* *(Invocation)*, 1/4 Courbe raidie, Redressement, 1/2 Courbe raidie, Redressement, Fixe *(2 ou 3 fois)* (Fente sur Étoile), *(Invocation)*, 1/4 Courbe raidie, Redressement, 1/2 Courbe raidie, Redressement, Courbe raidie *(2 ou 3 fois)*, Fixe, Balance appuyée sur pubis *(Invocation)*, Courbe raidie, Fixe.

VII. — TRONC *(côté, droit et gauche)* : Fixe *(Croix)*, 1/4 Éventail, Retour, 1/2 Éventail, Retour *(3 ou 4 fois)*, (Fente sur Étoile) *(Nuque)*, 1/4 Éventail, Retour, 1/2 Éventail, Retour, Fixe *(3 ou 4 fois)*.

VIII. — TRONC *(abdomen, droit et gauche)* : Fixe *(Nuque)*, 1/2 Torsion, Retour, Torsion, Retour *(2 ou 3 fois)*, Fente sur Étoile *(Croix)*, 1/2 Torsion, Retour, Torsion, Retour *(2 ou 3 fois)* *(Invocation)*, 1/2 Torsion, Retour, Torsion, Retour, Fixe *(2 fois)*.

IX. — ÉQUILIBRES (1° *stable)* : Fixe *(Nuque)*, Dix pas à reculons avec Fléau avant, transverse, arrière *(Invocation)*, Dix pas à reculons avec Fléau avant, transverse, arrière, Fixe *(Invocation)*, Chute sur Étoile (droite et gauche), Chevalet (droit et gauche), Fixe ; 2° *instable* : Fixe *(Nuque)*, Pointé fléau droit et gauche, avant, transverse, arrière, Fixe *(Invocation)*, Balance sur Étoile (droite et gauche), Fixe, Roue (droite et gauche) *(2 ou 3 fois)*.

X. — Poumons et Cœur *(Excitation)* : Fixe, Pas suédois, Pas de parade accéléré, Pas polké accéléré, Pas losangé couru, Pas gymnastique, Courses, Sauts (hauteur et longueur) avec ou sans obstacles, Sauts de mouton, Grenouille, Jeux divers.

Poumons et Cœur *(Sédation)* : Fixe, Pointé, Croix, Fixe, *(3 ou 4 fois)*, Tendu plié, Invocation, Fixe *(3 ou 4 fois)*, Pointé, Aile fermée, Croix, Fixe *(3 ou 4 fois)*, Pédale, Pointé talon, Fixe.

XII. — Sortie : Reprise des rangs, Chants, Pas suédois, Pas de marche normal cadencé.

## — V —

### COURS ATHLÉTIQUE
*(Adultes entraînés de 24 à 35 ans.)*

**Force.** — Exercices à mains libres.

**Durée.** — Séance complète de 60 minutes.

**Rapidité.** — Rythme du mouvement établi d'après la division de seconde et pouvant alterner avec un rythme plus lent d'après les effets et l'effort qu'on veut produire allant jusqu'à 2 secondes et demie à 3 secondes. On peut utiliser la notation musicale pour la tenue des mouvements en double croche, croche, noire, blanche, ronde.

**Répétition.** — Éviter la fatigue, calculer la répétition d'après l'effort qu'on veut produire.

**Combinaison.** — Recherche de combinaisons les plus difficiles à établir, portant sur le nombre des muscles et sur leur travail plus grand : 1° par la nature de la position fondamentale, avec déplacement du centre de gravité du corps ; 2° par l'attitude des segments ; 3° par le poids à soulever ; 4° par le rythme du mouvement, qui peut alterner avec un rythme précipité ou lent d'après les mouvements imposés.

#### Formules.

I. — Entrée : Marche, Chant, Pas suédois, Pas glissé, Pas de parade, Pas prussien, Pas polké, Pas gymnastique *(crescendo et decrescendo)*, Mise en place, Mise en train, Pieds : Équerre et unis alternativement de 8 à 9 fois.

II. — Tête : Fixe *(Aile baissée)*, Tête avant, arrière *(3 ou*

*4 fois)*, Tête droite et gauche *(3 ou 4 fois)*, Roulement droit et gauche de la tête *(3 ou 4 fois)*.

III. — Bras : Fixe, Pointé, Croix, Invocation *(3 ou 4 fois)*, Aile baissée, Invocation *(3 ou 4 fois)*, Fixe, Appel, Aile fermée, Croix *(3 ou 4 fois)*, Croix, Aile pliée *(3 ou 4 fois)*, Croix, Tendu arrière, Invocation, Aile, Nuque, Front, Croix, Tempes, Invocation, Croix, Fixe *(2 fois)*, Godille, en appel, invocation, croix, tendu arrière, croix, tendu arrière ; Fixe *(2 fois.)*

IV. — Jambes : Fixe, Uni, Équerre, Pédale, Pointé, Talon (en positions diverses des pieds sur l'Étoile), 1/2 Losange, Redressement, Losange, Redressement, Losange fermé, Redressement *(3 ou 4 fois)*, Crochet, Crochet pointé-pédale, Fléau avant, transverse arrière *(3 ou 4 fois)*, Pentagone (sur l'Étoile), Fixe.

V. — Tronc *(arrière)* : *(Nuque)*, 1/4 Salutation, Redressement *(3 ou 4 fois)*, *(Invocation)*, 1/2 Salutation, Redressement *(3 ou 4 fois)*, *(Croix)*, Salutation, Redressement *(3 ou 4 fois)*, 1/4 Salam raidi, Redressement, 1/2 Salam raidi, Redressement *(3 ou 4 fois)*, Salam, Redressement *(3 ou 4 fois)*, (Fente sur l'Étoile), 1/4 Salam raidi, Redressement, 1/2 Salam, Redressement, Fixe.

VI. — Tronc *(avant)* : Fixe *(Nuque)*, 1/4 Courbe raidie, Redressement, 1/2 Courbe raidie, Redressement *(3 ou 4 fois)*, *(Invocation)*, 1/4 Courbe raidie, Redressement, 1/2 Courbe raidie, Redressement *(3 ou 4 fois)*, Fente sur Étoile, *(Invocation)*, 1/4 Courbe raidie, Redressement, 1/2 Courbe raidie, Redressement, Courbe raidie *(3 fois)*, Fixe, Balance appuyée sur pubis *(Invocation)*, Courbe raidie *(4 fois)*, Debout, Fixe, Double fléau couché, Retour *(3 ou 4 fois)*, Fixe.

VII. — Tronc *(côté, droit et gauche)* : Fixe *(Nuque)*, 1/4 Éventail, Retour, 1/2 Éventail, Retour *(3 fois)*, Fente sur Étoile *(Croix)*, 1/4 Éventail, Retour, 1/2 Éventail, Retour *(3 ou 4 fois)*, Fixe *(Invocation)*, 1/4 Éventail, Retour, 1/2 Éventail, Retour, Fixe *(2 fois)*.

VIII. — Tronc *(abdomen, droit et gauche)* : Fixe *(Nuque)*, 1/2 Torsion, Retour, Torsion, Retour *(3 ou 4 fois)*, Fente sur Étoile *(Croix)*, 1/2 Torsion, Retour, Torsion, Retour *(3 ou 4 fois)*, *(Invocation)*, 1/2 Torsion, Retour, Torsion, Retour, Fixe *(2 fois)*.

IX. — Équilibre (1° *stable)* : Fixe *(Nuque)*, Quinze pas à reculons avec Fléau avant, transverse, arrière *(Croix)*,

Cinq pas à reculons avec Fléau avant, transverse, arrière *(Invocation)*, Cinq pas à reculons avec fléau avant, transverse, arrière, Fixe, Chute sur Étoile (droite et gauche) *(Invocation)*, Fixe, Chevalet (droit et gauche) en Invocation (gauche et droite), Fixe ; 2° *instable* : Fixe *(Invocation)*, Pointé, Fléau droit et gauche avant, transverse, arrière, Fixe *(Invocation)*, Balance sur Étoile (droite et gauche), Fixe, Roue (gauche et droite) *(3 fois)*, Fixe, Cubiste *(2 fois)*.

X. — POUMONS ET CŒUR *(Excitation)* : Fixe, Pas suédois, Pas de parade accéléré, Pas polké accéléré, Pas losangé couru, Pas gymnastique, Courses, Sauts (hauteur et longueur) avec ou sans obstacles, Sauts de mouton, Grenouille, Jeux divers.

XI. — POUMONS ET CŒUR *(Sédation)* : Fixe, Pointé, Croix, Fixe *(3 ou 4 fois)*, Tendu plié, Invocation, Fixe *(3 ou 4 fois)*, Pointé, Aile fermée, Croix, Fixe *(3 ou 4 fois)*, Pédale, Pointé, Talon, Fixe.

XII. — SORTIE : Reprise des rangs, Chants, Pas suédois, Pas de marche normal cadencé.

## — VI —

### Formulaire de Gymnastique de Dortoir.

#### *(Pensionnats de filles ou de garçons.)*

Mouvements à exécuter le matin au saut du lit. Autant que possible les faire précéder : 1° D'UNE FRICTION DE TOUT LE CORPS AU GANT DE CRIN ; 2° DU TUB.

**Mouvements généraux pour la mise en train du corps.**

1° *Action localisée aux poumons par le développement préparatoire de la cage thoracique* : (Fixe, croix), (Croix, invocation), (Ailes fermées, ailes ouvertes), (Ailes baissées, invocation), Fixe.

2° *Action sur la circulation de retour* : Pas suédois, Pointé, Pédale (Pointé, croix), (Pointé, invocation), 1/4 losange en tendu, 1/2 losange en croix, 3/4 losange en invocation, Fixe.

#### Mouvements localisés.

3° *Action localisée à la circulation du cerveau* : Fixe, en aile baissée, (Tête avant, Tête arrière), (Tête en flexion gauche et droite), (Tête en torsion ou Face gauche et droite).

**Note importante :** INSPIRER *fortement dans les mouve-*
*ments* D'EXTENSION *et* EXPIRER *fortement dans les mouve-*
*ments de* FLEXION.

4° *Action localisée à la cage thoracique au moyen des*
*bras. Action sur les articulations de l'épaule, du coude et*
*du poignet :* Fixe, Croix, Invocation, Aile pliée, Croix, Aile
fermée, Aile ouverte, Croix, Tendu arrière, Aile baissée,
Invocation, Tendu arrière, Invocation, Godille en appel,
Croix, Tendu arrière, Ailes agitées en appel, Croix, Tendu
arrière, Fronde.

5° *Action localisée au bassin au moyen des jambes. Action*
*sur les articulations du bassin, du genou, du cou-de-pied :*
Fixe (Mouvements exécutés tour à tour par la jambe
gauche et par la jambe droite).

*En Hanche :* Jambe (gauche, droite) IMMOBILISÉE en crochet. Pointé-pédale.

*En Hanche :* Jambe (gauche, droite), placée en crochet.
Fléau avant (90°), Fléau oblique avant (45°), Fléau transverse (0°).

*En Nuque :* Jambe (gauche, droite), Tendu en fléau, Fléau
arrière, Fléau avant, Rond de jambe ou fléaux combinés en
Fléau avant, Fléau transverse, Fléau arrière, Fixe.

6° *Action localisée au tronc, Région postérieure :* Fixe
*(en Hanche),* 1/4 Salutation, Retour. *(En Croix),* 1/2 Salutation, Retour. *(En Nuque),* 3/4 Salutation, Retour. *(En*
*Aile ouverte),* 1/2 Salutation, Retour. *(En Invocation),*
1/4 Salutation, Retour. *(En Invocation),* Salam, Retour, Fixe

7° *Action localisée au tronc, Région antérieure :* Fixe,
Fente avant à 90° alternativement de la jambe gauche et
droite. *(En Aile ouverte),* 1/4 Courbe raidie. *(En Croix),*
1/2 Courbe raidie. *(En Invocation),* 1/4 Courbe raidie.

Fente transverse ; *(en Aile ouverte),* 1/4 Courbe raidie ;
*(en Croix),* 1/2 Courbe raidie ; *(en Invocation),* 1/4 Courbe
raidie.

8° *Action localisée au tronc parties latérales, gauche et*
*droite ;* Fixe, Fente avant à 90° alternativement de la jambe
gauche et droite. *(En Nuque),* 1/4 Éventail, Retour (gauche,
droit). *(En Croix),* 1/2 Éventail (gauche, droit). *(En Invoca-*
*tion),* 3/4 Éventail (gauche, droit).

NOTE. — *Le mouvement de flexion latérale se fait de*
*gauche à droite quand la jambe droite est placée en Fente*

en AVANT et de droite à gauche quand la jambe gauche est placée en Fente en AVANT.

9° *Action localisée en tronc* (Ceinture musculaire abdominale) : Fixe, Fente avant à 90° alternativement de la jambe gauche et droite. *(En Nuque)*, 1/4 Torsion, Retour, 1/2 Torsion. *(En Croix)*, 1/4 Torsion, 1/2 et 3/4 Torsion. *(En Invocation)*, 1/4, 1/2 et 3/4 Torsion.

NOTE IMPORTANTE. — *Dans la Torsion le bassin doit être immobilisé. Dans le plan antérieur, les deux épines iliaques doivent être fixées de face. Le mouvement ne se produit que dans les muscles de la ceinture abdominale. La Torsion s'exécute dans la direction de la jambe placée en avant. Ainsi dans la Torsion de gauche à droite, la jambe droite doit être placée en Fente avant sur l'Étoile à 90°. Dans la Torsion de droite à gauche, la jambe gauche est placée en avant en Fente sur 90°.*

10° *Mouvements combinés en* ÉQUILIBRE STABLE A) *s'adressant aux diverses parties du corps : jambes, bras, tronc. Action sur les localisations nerveuses des mouvements en vue d'associations lentes :*

1. Fixe, Fente transverse sur 0° alternativement sur la jambe gauche et droite. *(En Invocation)*, Torsion, Crochet appuyé (gauche, droit), Salam, Redressement (à suivre).

2. Fixe, Fente transverse sur 0° alternativement sur la jambe gauche et droite. *(En Aile baissée)*, Torsion, Crochet appuyé (gauche, droit), 1/4 Salutation, Invocation. *(En Invocation)*, Torsion, Crochet appuyé (gauche, droit), 1/2 Salutation, Aile baissée. *(En Aile baissée)*, Torsion, Crochet appuyé (gauche, droit), 3/4 Salutation, Invocation, Fixe.

3. Fixe. Fente transverse sur 0° alternativement sur la jambe gauche et droite. *(En Croix)*, Crochet appuyé, 1/4 Éventail, Redressement, 1/2 Éventail, Redressement, 3/4 Éventail, Redressement.

Cet exercice est celui de la Fente en escrime, il agit sur les muscles de la ceinture abdominale. Le principal travail est produit par les muscles lombaires et par ceux de la cuisse fléchie en crochet.

*Mouvements combinés en* ÉQUILIBRE INSTABLE B) *s'adressant aux diverses parties du corps : jambes, bras, tronc. Action sur les localisations nerveuses des mouvements en vue d'associations* RAPIDES : Fixe, Fente avant sur 90° alternativement sur la jambe gauche et droite. *(En Invocation)*, Pointé, 1/4 Crochet, 1/4 Salutation, Balance, Redressement. *(En Invocation)*, Pointé, 1/2 Crochet, 1/2 Salutation, Balance, Redressement. *(En Invocation)*, Pointé, 3/4 Crochet, 3/4 Salutation, Balance, Redressement, Fixe.

11° *Mouvements s'adressant au cœur et aux poumons.*
A) *Action excitante :* Sauts suédois, Pas gymnastique sur place, Pas gymnastique couru, Poursuites diverses.

B) *Action sédative et calmante :* Mouvements de respiration *à rythme lent.* Fixe, Croix, (Croix, Invocation), (Croix, Aile pliée, Aile baissée, Invocation), (Pointé, Croix, Fixe), Pédale en hanche, Pointé, Fixe, Croix, Fixe.

12° *Fin de la séance et mise en place :* Pas suédois.

## — VII —

## Formulaire de Gymnastique hygiénique de chambre.

Au saut du lit :
1° Aérer l'appartement ;
2° Friction sèche de tout le corps à la lanière et au gant de crin jusqu'à ce que le sang rougisse la peau ;
3° Tub à l'eau froide ou à l'eau dégourdie ; ou douche en pluie ;
4° Gymnastique d'après le formulaire suivant :

La friction provoque la dilatation des capillaires périphériques ; l'eau froide les contracte ; la gymnastique ramène la circulation périphérique.

Il faut exécuter les mouvements en se plaçant nu devant une glace afin de pouvoir corriger les fautes commises ; d'autre part, la peau fonctionnant mieux s'aguerrit. *On ne s'enrhume plus, ou que très rarement.*

I. — *Mouvements préparant le développement de la surface pulmonaire par la mise en train du diaphragme :*
*Fixe,* Doute (5 fois), Doute, Pointé (5 fois).
Inspirer fortement dans le soulèvement des épaules ; expirer fortement dans leur abaissement.

II. — *Mouvement préparant la circulation veineuse de retour par la contraction musculaire des jambes :*
*Fixe,* Pointé, Talon (10), Pédale (10).
Inspirer fortement dans les *Pointés.*

III. — *Mouvement préparant la circulation de retour du cerveau et la circulation des poumons à leurs sommets antérieurs et latéraux :*

*Fixe,* Tête avant, Tête arrière (5), Tête droite, Tête gauche (5), Face droite, Face gauche (5), Roulement de la tête à droite et à gauche (5).

Inspirer fortement dans l'extension de la tête ; expirer fortement dans la flexion ou dans le retour.

IV. — *Mouvements plus intenses provoquant la circulation veineuse de retour par une action généralisée aux grandes articulations :*

Inspirer dans les extensions des bras ou du tronc ; expirer dans les flexions.

*Fixe,* Tendu, Croix (5), Tendu, Croix, Pointé (5), Tendu, Croix, Invocation, Pointé, Croix, Tendu (5).

Croix, 1/4 Losange, Redressement en Tendu (3), Invocation, 1/2 Losange, Redressement en Aile baissée et Tendu (3), Croix, Losange fermé, Redressement en Tendu (3), Croix, Pentagone, Redressement en tendu (3), Croix, Pentagone en Aile baissée, Redressement en Invocation, Fixe (5).

V. — *Mouvements respiratoires s'adressant directement aux poumons et au diaphragme, à l'aide des bras :*

*Fixe,* Croix, Aile fermée, Aile ouverte, Croix (5), Croix, Aile pliée, Croix (10), Aile baissée, Invocation, Pointé, Aile baissée, Tendu (5), Croix, Aile, Aile avant, Aile (4), Croix, Nuque palmaire, Croix (5), Nuque palmaire et front palmaire (5), Croix, Aile pliée, Aile baissée, Invocation, Aile pliée, Croix (5), Tendu, Godille en passant par Tendu, Appel, Invocation, Croix, Tendu arrière (5), Aile agitée en passant par Appel, Invocation, Croix, Tendu (5), Fronde en pointé (5).

Inspirer fortement dans le soulèvement des bras, expirer dans l'abaissement.

VI. — *Mouvements s'adressant directement à l'abdomen et au diaphragme à l'aide des jambes par le psoas-iliaque, etc., pour la circulation et pour la digestion :*

*Fixe (Hanche),* Crochet-Pointé, Pédale (5), Crochet, Fléau avant, Crochet (5), Crochet oblique, Fléau oblique (8), Fente avant, Crochet-Pointé en *expiration* avec forte fixation du muscle grand droit de l'abdomen et des muscles lombaires, retour en Fente avant *avec forte inspiration*, la pointe du pied abaissée venant toucher le sol (5). Le crochet de la jambe gauche a une action sur la grande courbure de l'estomac, le colon descendant et l'S iliaque ; le crochet de la jambe droite a une action sur le cœcum, le colon ascendant ; les deux crochets ont une action sur le colon transverse.

Cet exercice et l'exercice suivant ont pour effet l'évacuation des gaz stomacaux et intestinaux.

*Fixe (Hanche)*, Fléau avant en *expiration*, Fléau arrière en *inspiration* (5). Mouvement de pendule de la jambe tendue.

*Fixe (Hanche)* : Rond de jambe par la combinaison des Fléaux avant, Fléaux transverse, Fléaux arrière, Fixe (4), *Expirer* en Fléau avant, *Inspirer* dans le passage de Fléau avant, en Fléau transverse et Fléau arrière.

Cet exercice agit directement sur les muscles de la ceinture gastro-abdominale surtout à la région latérale gauche et droite, à la condition expresse d'immobiliser le corps en *Fixe* et de tendre le muscle grand dorsal de l'abdomen.

VII. — *Mouvements combinés ayant une action sur la respiration en développant la cage thoracique de bas en haut et de dedans en dehors :*

*Fixe*, Fente avant, 1/4 Courbe raidie, Aile baissée, Invocation, Aile baissée (5). Inspirer fortement dans le passage d'Aile baissée à Invocation ; expirer dans le passage d'Invocation à Aile baissée.

*Fixe*, Fente avant, 1/4 Courbe raidie, Croix, Aile fermée, Aile ouverte, Croix (5). Expirer dans le passage de Croix à Aile fermée ; inspirer dans le passage d'Aile fermée à Aile ouverte et d'Aile ouverte à Croix.

Mouvement amplifié à exécuter au mur ou à l'espalier suédois. On tourne le dos au mur.

*Fixe*, Fente transverse, Invocation, 1/4 Courbe raidie, Retour, 1/2 Courbe raidie, Retour (6).

VIII. — *Mouvement s'adressant plus particulièrement aux muscles du massif cervico-dorso-lombaire en vue de faciliter une meilleure respiration par l'entraînement des muscles fixateurs des trois premières vertèbres lombaires sur lesquelles les piliers du diaphragme prennent leur point d'insertion et leur point d'appui pour la fonction de ce muscle :*

*Fixe*, Fente transverse, Croix, 1/4 Salutation, Aile fermée, Aile ouverte, Croix, Redressement.

Expirer de Croix à Aile fermée ; inspirer d'Aile fermée à Aile ouverte et à Croix (5).

*Fixe*, Fente transverse, 1/4 Salutation, Aile baissée, Invocation, Aile baissée (5).

*Fixe*, Fente transverse, Invocation, 1/4 Salam raidi, Redressement, 1/2 Salam raidi, Redressement, Salam, Redressement (5).

Expirer dans le mouvement en flexion de Salutation ; inspirer dans le mouvement en extension de Redressement.

IX. — *Mouvements d'extension latérale du tronc s'adressant plus particulièrement aux muscles de la ceinture gastro-abdominale et thoracique, à la région latérale droite et gauche pour une meilleure respiration et une meilleure digestion :*

*Fixe*, Fente avant (droite-gauche), Croix, Éventail (droit, gauche) (5), Fente latérale, Invocation, Éventail (droit, gauche) (5).

X. — *Mouvements de torsion de la ceinture musculaire abdominale s'adressant plus particulièrement aux muscles latéraux de l'abdomen (grand et petit obliques, transverse, carré des lombes, etc.), et agissant sur la digestion :*

*Fixe*, Fente avant, Croix, Torsion, Retour (5).

La torsion doit se produire dans la direction de la jambe placée en fente. Elle se fait de gauche à droite quand la jambe droite est placée en Fente avant ; de droite à gauche quand la jambe est placée en Fente gauche.

Inspirer fortement dans le mouvement de Torsion ; expirer dans le mouvement de retour ou de détorsion.

XI. — *Mouvements combinés et généralisés en équilibre stable s'adressant au système nerveux pour l'association des mouvements ; action plus directe sur les localisations médullaires des segments du corps. (Voir* Sano, *page 42.)*

*Fixe*, Fente d'escrime transverse, Aile baissée, Invocation, Aile baissée, Redressement, Fixe (5).

*Fixe*, Fente d'escrime transverse, Tendu arrière, Invocation, Tendu arrière, Redressement, Fixe (5).

*Fixe*, Fente d'escrime transverse, Invocation, Chute roulée (5).

*Fixe*, Fente d'escrime transverse, Invocation, 1/4 Salam, Redressement, 1/2 Salam, Redressement, Salam, Redressement (5).

*Fixe*, Grande Fente d'escrime comme pour l'assaut, les deux bras placés en Croix, Redressement, (5).

XII. — *Mouvements combinés et généralisés en équilibre instable, s'adressant plus profondément aux localisations médullaires :*

*Fixe (Nuque)*, Pas à reculons sur la pointe des pieds (10 pas) en suivant une raie tracée sur le plancher. Au But ! en Croix et en Invocation, Redressement.

XIII. — *Mouvements excitant le cœur et les poumons :*
Sautillement sur place. Pas gymnastique. Sauts suédois.

XIV. — *Mouvements calmant le cœur et les poumons :*

*Fixe*, Croix, Invocation, Croix (5), Croix, Aile fermée, Aile ouverte, Croix (3), Pédale (5), Pointé (5), 1/4 Losange, Redressement (2), 1/2 Losange, Redressement (2), Fixe, Croix, Fixe (3).

L'évacuation des gaz stomacaux et intestinaux se produit au cours de ces exercices.

Les mouvements de la jambe gauche en *Crochet-Fixe* ont une action sur la grande courbure de l'estomac, à la condition expresse de bien fixer, par avance, les muscles de la ceinture abdominale et particulièrement le muscle grand droit de l'abdomen. Il arrive également qu'une émission d'urine a lieu, variant en moyenne de 20 à 40 grammes.

\*
\* \*

Ici finit la partie technique de l'ouvrage :

Les résultats qu'on obtient *à tout âge* par un entraînement rationnel et quotidien sont tels pour la santé de l'individu, de la collectivité et de la race qu'on ne saurait trop les proclamer.

Entraîner son corps tous les matins, au saut du lit, par une gymnastique éducative *physiologique*, c'est glisser tous les jours une pièce d'or dans sa tirelire de vie ; c'est permettre à sa Machine humaine de fournir un travail puissant et prolongé ; c'est s'ennoblir, dans sa forme, et ennoblir sa race en se procurant tous les jours, même dans la vieillesse, la joie de vivre dans l'effort utile, par la santé du corps et de l'esprit.

# CONCLUSION

La science du mouvement est une science positive, très complexe, elle n'est pas éclectique ; elle ne peut être comprise ni appliquée rationnellement que par des maîtres très instruits et de valeur. Nous ne possédons pas ces maîtres.

Jusqu'à ce jour, à part la Suède, cette science a été ignorée, c'est ce qui explique la poussée des nations civilisées vers ce pays où l'éducation physique a pris une place si importante en hygiène et surtout en sociologie.

L'équivoque, fille de l'ignorance, se nourrit de mots d'où tant de *palabres* et tant de discussions ; d'où « l'éclectisme » avec sa piperie des mots, alors que la question eut été vite tranchée si, tout simplement, on avait voulu être sincère. Un chauvinisme claironnant et encombrant, fait d'émotivité inférieure, nous a empêché jusqu'à ce jour d'appliquer à notre race, qui dégénère, les principes de la Méthode de Ling par lesquels la race suédoise a été régénérée en un demi siècle.

Malgré tous les encouragements accordés aux Sociétés de gymnastique par notre Gouvernement, le nombre des malingres augmente et la proportion des recrues réformées aux conseils de revision *atteint le nombre de cinquante-cinq mille !* soit UN *homme invalide sur* CINQ !! Il y a donc quelque chose à faire, *qui n'a pas encore été fait.* Il faut le faire.

La solution de la question physique, au point de vue de la race, n'est pas dans les Sociétés de gymnastique, elle est à l'École, par l'instituteur, par l'officier, nouveau pédagogue, par le médecin, ingénieur biologiste, et au Foyer, par la mère.

En Suède il existe très peu de Sociétés de gymnastique, la race a été régénérée et embellie par l'école et par le foyer, grâce à la Méthode de gymnastique physiologique de Ling.

Une grave erreur, à laquelle tout le monde a sacrifié jusqu'à ce jour, surtout en France, par une fausse interprétation des travaux chronophotographiques de Marey, a consisté à ne voir que des gestes dans tout acte gymnastique. En gymnastique rationnelle, le mouvement ne se suffit pas à lui-même, il est régi par des lois mécaniques, en vue de leur effet physiologique, pédagogique, psychologique, esthétique, athlétique, médical et social. La proposition est celle-ci : il n'y a pas *des mouvements*, il y a *du mouvement*, c'est-à-dire *du travail mécanique des bras de levier du corps, et surtout des côtes*, en vue de leur effet direct ou indirect sur les grandes fonctions vitales de l'économie dont la principale est l'acte respiratoire assurant la nutrition gazeuse, la première des trois nutritions : gazeuse, liquide, solide ; puis viennent la circulation, la digestion, l'innervation, les articulations, la musculation.

La valeur d'un levier dépendant de son point d'appui, la gymnastique rationnelle, a pour principe la fixation du point d'appui des leviers avant leur mise en train, d'où les positions fondamentales de la méthode de gymnastique suédoise. La gymnastique est donc la science de l'utilisation des cinq grands segments du corps : les bras, les jambes et le tronc en vue du plus grand développement des grandes fonctions vitales de l'économie. Le travail synergique de ces cinq grands segments provoque un développement harmonieux de chacun d'eux. Le tronc offre ainsi le point d'appui principal, plus solide et plus rigide, aux leviers formés par les bras, par les jambes et par les côtes.

Ne voir que des mouvements en gymnastique c'est ne voir que le jeu des volants dans une machine industrielle ; c'est vouloir, en géométrie, atteindre le centre d'un cercle en partant de la périphérie au moyen de sécantes incalculables et se condamner ainsi à de longs tâtonnements avant d'atteindre le rayon. De même, en gymnastique, ignorer la valeur des *positions fondamentales* dans leur rapport avec le jeu des leviers, en vue de leur action bien définie sur une ou plusieurs des grandes fonctions de l'économie, c'est exécuter des quantités incalculables de mouvements sans jamais satisfaire au principe fondamental du cycle vital, à savoir que la vie est une oxydation et que le diaphragme ouvre et ferme la vie. Tout acte de gymnastique qui part de ce principe initial *rayonne* directement et forcément vers son but par la production rationnelle du mouvement. Dès lors, celui-ci peut être appliqué quantitativement et surtout *qualitativement* en vue d'un effet biologique recherché. Alors seulement les mouvements sont *ordonnés*. Dans tout autre cas ils sont *désordonnés*, aucune règle fixe ne les régit ; chaque exécutant étant son propre conseiller, agit d'après ses aptitudes, ses goûts, sa mentalité, son éducation, son âge, sa paresse. *Il recherche le plus grand plaisir dans le moindre travail, au lieu de rechercher le plus grand bénéfice dans le plus grand effort.*

La gymnastique rationnelle est avant tout une éducatrice de la volonté ; *l'acte volontaire* au début, se transforme rapidement *en acte réflexe*, dès lors il constitue un plaisir. Il crée un besoin. De même que l'éducation crée le besoin de procéder tous les matins à la toilette de la peau, de même une bonne éducation physique crée le besoin de procéder tous les jours à la toilette de ses muscles et de son sang par une gymnastique respiratoire rationnelle. Tant que ce besoin réflexe ne sera pas créé dans la Nation, la cause de l'éducation physique ne sera pas gagnée et la santé publique en souffrira. Tant que la méthode de gymnastique éducative suédoise ne sera pas appliquée dans ses principes on piétinera sur place. C'est d'ailleurs ce que nous faisons en France depuis un siècle. Nous n'avons jamais fait de la gymnastique, nous avons fait des *mouvements*. Nous avons fait du *sport aérien à poids lourd*, avec la gymnastique allemande amorosienne ; nous avons fait des *sports de plein air* en copiant les Anglais. Il serait temps d'adopter les principes de la méthode de gymnastique éducative suédoise pour le meilleur avenir de notre race.

Mais pour cela il est nécessaire de posséder des maîtres instruits, auxquels il faut assurer une situation honorable. En Suède, les professeurs de gymnastique reçoivent des appointements de 6.000 francs ; en France, ils varient entre 1.200 et 1.800 francs. Dans certains établissements les professeurs reçoivent un traitement annuel variant entre 200 et 700 francs. A vrai dire, ces professeurs cumulent : quelques-uns sont pompiers, maçons, horlogers, menuisiers, commis, etc.

En Suède, on confie l'enseignement physique à des biologistes ; en France il en est autrement, d'où le peu de résultat. Nous n'avons plus de faute à commettre.

Les propositions suivantes nous paraissent résumer la question physique.

---

## PROPOSITIONS

### Gymnastique.

1° La vie est une oxydation. Le diaphragme ouvre et ferme la vie ; tous les muscles de la cage thoracique sont les serviteurs du diaphragme ;

2° Tous les muscles qui prennent leur point d'appui *au-dessus* du diaphragme sont des muscles *inspirateurs* ;

tous les muscles qui prennent leur point d'appui *au-dessous du diaphragme* sont des muscles *expirateurs*. La gymnastique éducative physiologique consiste à opposer, par fonction antagoniste et synergique, ces deux grands groupes musculaires, à la façon d'un jeu d'accordéon qui s'ouvre et qui se ferme. C'est pourquoi *il ne faut jamais faire compter* les exécutants au cours des mouvements ; *il faut les faire respirer* profondément ;

3° Chaque vertèbre dorsale est le point d'appui du levier d'une côte, d'où nécessité de fixer *par avance et tour à tour* chaque vertèbre dorsale afin d'assurer une meilleure fonction de chaque levier costal dans le développement de la cage thoracique ;

4° On marche avec ses muscles, on court avec ses poumons, on galope avec son cœur, on résiste avec son estomac, on arrive avec son cerveau ;

5° L'enfant est un tube digestif, l'adolescent une vésicule pulmonaire, l'adulte a le devoir d'être un cerveau ;

6° Libérer des poumons, c'est libérer des cerveaux. Savoir aérer des poumons c'est savoir augmenter son capital de vie ;

7° Il existe un antagonisme absolu entre l'attention et la respiration forcées. A attention profonde, respiration superficielle ; à respiration profonde, attention superficielle ;

8° Le mouvement est de la pensée en acte ; la pensée est du mouvement en puissance ;

9° La valeur d'un mouvement est en raison de ses localisations nerveuses médullaires et céphaliques ; et de l'intégrité du système nerveux périphérique ;

10° Dis-moi comment tu te fatigues, je te dirai ce que tu vaux ;

11° Dis-moi comment tu joues, je te dirai comment tu penses ;

12° L'Éducation physique comprend la Gymnastique éducative et le Sport. La Gymnastique éducative est faite d'analyse et de raison, le Sport est fait d'émotivité ;

13° La gymnastique est au sport ce que les gammes sont à la musique ; ce que la grammaire est à la littérature, etc. ;

14° Le corps humain est le meilleur des agrès de gymnastique ;

15° Toute gymnastique qui n'est pas respiratoire est criminelle ;

16° La gymnastique éducative sera féminine ou ne sera pas ;

17° Toute gymnastique qui ne localise pas le mouvement et qui ne l'applique pas dosimétriquement en quantité et en qualité, n'est pas de la gymnastique ;

18° Il ne faut pas confondre mouvement et gymnastique. Le mouvement, pas plus que la parole, ne se suffit à lui-même, une syntaxe le régit. Les mouvements aux agrès de suspension, trapèze, anneaux, recs, etc., sont du *sport aérien à poids lourd* ; ils ne sont pas de la gymnastique éducative ;

19° La gymnastique éducative doit faire gagner en capital, santé, ce qu'on croit, à tort du reste, lui sacrifier en intérêt, plaisir ;

20° Toute séance de gymnastique d'où l'on sort fatigué est une séance mal appliquée. On doit toujours sortir d'une séance de gymnastique plus fort et plus reposé qu'en y entrant.

21° La valeur pédagogique d'un professeur de gymnastique est inversement proportionnelle au nombre des agrès qu'il utilise en vue de la « forme » à obtenir ;

22° La « forme » est l'état de santé, de force, de souplesse, de résistance et de beauté, dans lequel l'entraînement physique place le corps. La forme donne plus de maîtrise en soi, rend plus courageux et plus indépendant ; par elle on sait ce qu'on VAUT et ce qu'on VEUT. Elle s'acquiert difficilement, au jour le jour, par la volonté ; elle se perd facilement, mais se reconquiert très vite quand elle a été acquise une fois pour toutes. La forme se lègue à la descendance par l'hérédité, elle est tributaire du système nerveux : « On arrive avec son cerveau » ;

23° Les causes qui ont nui à l'Éducation physique sont : 1° la loi du moindre effort ; 2° l'automatisme humain ; 3° la recherche du plaisir avant celle du devoir ; 4° le souci de satisfaire l'émotivité inférieure de la foule par l'exhibition ; 5° l'ignorance des principes de mécano-physiologie et de psycho-physiologie ; 6° l'égo-altruisme, c'est-à-dire l'idée préconçue que chacun se fait que ce qui lui est bon doit être bon à son semblable ; les bras courts ont imposé la force ; les jambes longues ont imposé la vitesse ; 7° l'absence du nu (γυμνός) dans l'exécution des mouvements de gymnastique ; 8° et surtout le défaut de Méthode.

## Sports.

24° On ne doit se livrer aux sports qu'après avoir développé rationnellement la cage thoracique et la capacité respiratoire par la gymnastique respiratoire éducative.

25° Le sport mal appliqué à des poitrines retrécies frappe au cœur; il frappe au système nerveux, chez les héréditaires nerveux.

26° — La proportion de 5 : 1 pour les aliments hydrocarbonés par rapport aux aliments azotés doit être non seulement maintenue dans tout exercice physique prolongé, mais augmentée d'après l'état physiologique du sujet au cours de l'action. Le lait, qui est un bon aliment pour un travail musculaire normal, ne peut suffire à un travail physique intense et de longue durée.

27° — L'entraînement alimentaire doit être basé sur le coefficient d'assimilation de chaque sujet. Tout sujet maigre doit engraisser avant de se livrer à un exercice physique prolongé et intense.

28° — Tout sujet dont l'alimentation est insuffisante se met en état d'autophagisme aigu. Il semble : 1° que le moment où commence cet état précède de plusieurs minutes celui où la conscience du besoin de la réparation s'éveille ; 2° que pendant l'établissement de la conscience du besoin, l'économie livre par ondée la force nécessaire prise sur ses fonds de réserve nerveux ; 3° qu'en donnant des aliments au moment où la vitesse décroît, on peut éviter l'autophagisme aigu,

29° Les excito-moteurs ne doivent être donnés qu'avec ménagement. Ils jouent le rôle d'emprunteurs. Leur action s'atténue par la répétition.

L'*alcool* ne doit être donné que quelques minutes avant la fin de l'acte musculaire pour soutenir *momentanément* le sujet dans le dernier effort.

30° La fatigue des muscles de la locomotion et celle du muscle cardiaque ne vont pas forcément de pair. Le surmenage des muscles de la vie de relation peut être très violent et ne pas exister pour le cœur. La réciproque existe.

31° Tout sujet sain qui se livre à un acte sportif prolongé et intense se met *ipso facto* dans un état pathologique expérimental.

Les pertes sont en raison inverse de la valeur numérique des sujets ; la perte du poids peut atteindre plusieurs kilogrammes en quelques heures ; la température s'élève de 1 à 3 degrés ; la diminution de la capacité respiratoire est constante, de même que celle de la tension sanguine ; la force diminue ; les réflexes rotuliens sont abolis ; il existe du spasme des réflexes vaso-moteurs, ainsi que du tremblement fébrillaire des muscles. L'autophagie se révèle par la destruction des hématies et la diminution du taux de l'hémoglobine. L'intoxication se révèle par l'afflux d'un nombre considérable de leucocytes polynucléaires ; la polynucléose est en raison directe de l'augmentation des leucocytes.

L'auto-intoxication, révélée par les urines, peut atteindre le coefficient très élevé qu'on retrouve dans les maladies infectieuses graves. Cet état d'empoisonnement paraît durer pendant vingt-quatre heures chez un sujet sain dont les fonctions rénales, hépatiques, cutanées, etc., sont normales.

Il peut exister un rapport inverse de 1 à 2 entre la toxicité des urines du jour de l'effort musculaire et les sédiments urinaires azotés et phosphorés du lendemain.

32° Si un exercice musculaire modéré augmente l'émission des chlorures, un exercice prolongé et violent peut la diminuer du quart dans les vingt-quatre heures qui suivent cet exercice.

33° Tout sujet qui veut se livrer à un acte musculaire prolongé et intense doit s'assurer de l'intégrité des diverses fonctions de son économie (cœur, poumons, foie, reins, peau, etc.)

34° La capacité respiratoire d'un coureur doit atteindre le maximum dans le repos aussi bien que dans l'effort.

35° L'entraînement est une suggestion donnée à l'état de veille.

36° Tout entraîné doit se rapprocher le plus possible du type spinal ; l'entraîneur doit prendre par devers lui tout l'effort cérébral à produire pour l'établissement des divers jugements en faveur de l'entraîné.

37° Il existe une certaine analogie entre l'automatisme d'un entraîné et celui d'un hypnotisé. Le même acte musculaire prolongé peut établir un état de subconscience somnambulique ; il est très fréquent chez les vélocipédistes dans les courses de fond. Un tel automatisme est dû probablement à la prédominance de la fonction des localisations médullaires par répétition rythmée du mouvement, sur la fonction des centres psycho-moteurs rollandiques supérieurs.

# APPENDICE

## OUVRAGES DE L'AUTEUR :

**Les Aliénés voyageurs.** — Essai médico-psychologique — Thèse en médecine. Bordeaux, 1887. *(Ouvrage couronné par la Faculté de Médecine de Bordeaux.)*

**Le Guide du Vélocipédiste,** 2e édition. *(Ouvrage couronné par l'Union vélocipédique de France.)* — Paris, Doin, 1893.

**Les Rêves.** — Physiologie, Pathologie *(Bibliothèque de philosophie contemporaine)*, 2e édition. Ouvrage honoré d'une souscription ministérielle et recommandé par le Ministre de l'Instruction publique pour les bibliothèques et pour les distributions des prix des lycées et collèges. *(Couronné par l'Académie de médecine de Paris ; Couronné par l'Académie des Sciences, Belles-Lettres et Arts de Bordeaux.)* Traduit en langue espagnole. — Paris, Alcan, 1898.

**La Fatigue et l'Entraînement physique,** avec lettre-préface de M. le Professeur Bouchard, membre de l'Institut, 3e édition. Ouvrage honoré d'une souscription du Ministre de l'Instruction publique ; désigné par le Ministre de la Guerre pour être placé dans les bibliothèques régimentaires. *(Couronné par l'Institut, Académie des Sciences.)* Traduit en langue hongroise et en langue espagnole. — Paris, Alcan, 1908.

**L'Éducation physique** AU POINT DE VUE HISTORIQUE, SCIENTIFIQUE, TECHNIQUE, CRITIQUE, MÉTHODIQUE, PRATIQUE ET ESTHÉTIQUE, 2e édition. Grand in-4°, orné de 460 gravures. Ouvrage honoré d'une souscription du Ministère de l'Instruction publique pour l'Enseignement supérieur. — Paris, Larousse, 1903.

**L'Homme de Demain ; L'Éducation physique en France.** Rapport présenté au Congrès International d'Expansion économique mondiale de Mons, 1905. — Bruxelles, Hayez, imprimr, 1905.

**Les Jeux et les Sports en Thérapeutique,** *in Bibliothèque de Thérapeutique.* — Paris, J.-B. Baillière et fils, 1909.

## Travaux inspirés et dirigés :

**Du Développement thoracique par la gymnastique respiratoire ; Contribution à l'Éducation physique de la jeunesse ; Travaux de la Clinique de gymnastique médicale du Dr Tissié,** par le Dr Louis Caminade. *(Thèse en médecine.)* — Bordeaux, 1897.

**La Bicyclette,** SES EFFETS PSYCHO-PHYSIOLOGIQUES, par le Dr Eugène Guillemet. *(Thèse en médecine.)* — Bordeaux, 1897.

## Travaux divers :

**Illustration du livre : Traité clinique de l'Inversion utérine,** par P. Denucé. — J.-B. Baillière, 1883.

**Le Captivé au point de vue médico-légal,** 1887.

**Un cas d'obsession intellectuelle et émotive traité par la suggestion et les parfums,** 1889.

**De la Captivation,** 1889.

Influence de la Vélocipédie sur quelques fonctions organiniques, 1892.

L'Éducation physique, 1893.

II· Congrès national de l'Éducation physique, tenu à Bordeaux les 25, 26, 27 et 28 Octobre 1893.

Observations physiologiques concernant un record vélocipédique, 1894.

La fatigue nerveuse dans les exercices physiques et les sports, 1894.

Un cas d'instabilité mentale avec impulsions morbides, traité par la gymnastique médicale, 1894.

Notes et photographies prises sur les attitudes vicieuses de la colonne vertébrale, provoquées chez les enfants par diverses méthodes d'écriture en usage dans les écoles primaires, 1895.

Traitement des phobies par la suggestion hypnotique et par la gymnastique médicale, 1895.

L'Éducation physique dans l'Université, 1895.

Action inhibitrice de la volonté sur les attaques d'épilepsie, 1895.

Les Rêves : rêves pathologiques et thérapeutiques, 1896.

Un cas d'impulsion sportive ou ludomanie. (Pathologie de l'entrainement), 1896.

Y a-t-il des nerfs spéciaux pour la douleur ? 1897.

Tics et toux spasmodiques guéris par la gymnastique médicale respiratoire, 1899.

Les Basques et leurs jeux en plein air, 1900.

L'Exercice physique au point de vue thérapeutique, 1901.

La Gymnastique rationnelle et les Sports dans l'armée (Rapport au Colonel du 18· régiment d'infanterie, à Pau), 1903.

La Gymnastique respiratoire et le massage médical dans le traitement des adhérences pleurales, 1903.

Le nouveau Règlement sur l'Instruction de la gymnastique militaire. Suite à « Cent ans d'erreur ». (Etude critique du Règlement militaire de 1902.) 1904.

Le Foyer, l'École, la Caserne, 1904.

L'Éducation physique dans les écoles primaires élémentaires des Basses-Pyrénées, 1904.

Éducation physique et Neuro-Psychologie, 1904.

Gymnastes et Sportifs, 1905.

Le témoignage des faits en matière d'éducation physique, 1906.

Traitement de la parésie diaphragmatique par la gymnastique respiratoire, 1906.

Contribution à l'Étude de la fatigue dans la course en montagne, 1906-1907. (Rapport présenté à l'Académie de médecine par M. le Professeur BOUCHARD.) (En collaboration avec le Dr BLUMENTHAL, de Bruxelles.)

Du développement thoracique par la Gymnastique respiratoire après l'opération adénoïdienne (En collaboration avec le Dr ROZIER, de Pau), 1907.

L'Éducation physique au Japon. (Rapport présenté à S. E. AKIDZUKI, ministre du Japon à Bruxelles), 1907.

La Gymnastique d'appel et le sport aérien à poids lourds, in Tijdschrift voor Schamelijke Opvoeding, Anvers, 1908.

Etc., etc., etc.

# TABLE DES MATIÈRES

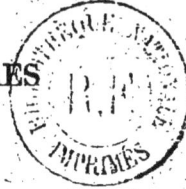

—•◦•—

Pages.

PRÉFACE......................................................... III

## CHAPITRE Iᵉʳ.

La Machine humaine............ ..................... ............. 1

## CHAPITRE II

La Gymnastique rationnelle de développement.. ........ 14
   Plan d'une leçon de gymnastique........................ 14
   Division du travail musculaire......,................... 15
   I. — Partie Statique : Position fondamentale............ 15
   II. — Partie Dynamique : Force. — Durée. — Rythme du
     mouvement. — Répétition. — Combinaison des mouve-
     ments......... ........................................... 18
   Mouvements d'ordre et de mise en place................ 22
   Schéma du mouvement d'ordre........................... 23
   Mise en train du corps au début de la leçon ............ 23
   Le Commandement..................................... 24
   Tour d'une leçon....................................... 25
   Pneumo-psychologie : Respiration et attention.......... 26
   Respiration et Développement de la cage thoracique.... 27
   Exercices respiratoires à faire exécuter au cours d'une
     classe................................................ 33

## CHAPITRE III

Répartition des mouvements aux diverses parties du
corps............................................... 35
   Anatomie : Tête. — Épaules. — Tronc. — Abdomen et
     Ceinture musculaire abdominale. — Cuisses. — Jambes.
     — Pieds. — Bras. — Avant-bras. — Mains. — Articula-
     tion de l'épaule. — Articulation du bassin. — Articula-
     tion du genou. — Articulation du cou-de-pied. — Tête,
     Tronc, Bassin, Jambes et Bras. — Diaphragme........ 35
   Physiologie : Mouvements agissant plus particulière-
     ment : 1ᵉ sur la Respiration ; 2ᵉ sur la Circulation ; 3ᵉ sur
     la Digestion ; 4ᵉ sur l'Innervation ; 5ᵉ sur la Respiration,
     la Circulation, la Digestion et l'Innervation ; 6ᵉ sur les
     Articulations ; 7ᵉ en vue de la Force.................... 39
   Aux détracteurs de Ling............................... 43
   Muscles et nerfs qui interviennent dans la Respiration... 44

Mouvements de flexion des bras ...........

Mouvements de flexion des jambes .........

Mouvements localisés au tronc. ...........

Mouvements combinés et d'équilibre ........

Mouvements provoquant l'essoufflement. .....

Mouvements calmant l'essoufflement et les battements du cœur. .............................

Exemple d'une Leçon de gymnastique : Formulaire.

Figures.

Erreur et Vérité. ..........................

## CHAPITRE IV

Lexique du Commandement. ................

TERMINOLOGIE — Positions fondamentales :

1. Fixe. — 2 À Genoux. — 3. Assis. — 4. Couché. — 5. Suspendu. (Avec les fautes le plus fréquemment commises, et à éviter.) ......................

Pieds. À Étoile. ...........................

Jambes. .................................

Pas. ...................................

Sauts. ..................................

Tronc. .................................

Bras. ..................................

Mains. ................................

Épaules. ...............................

Tête. ..................................

Mouvements généralisés : Équilibres. — Sauts. — Marche, rampée, etc., etc. ........................

Mouvements avec engins. ...................

## CHAPITRE V

Leçons de gymnastique composées pour différents âges.

Cours élémentaire (enfants de 5 à 10 ans). ...

Cours primaire (enfants de 10 à 14 ans) ......

Cours secondaire (adolescents de 14 à 18 ans). ..

Cours supérieur (jeunes gens de 18 à 24 ans). ...

Cours athlétique (adultes entraînés de 24 à 35 ans). ..

Formulaire de gymnastique de dortoir (pensionnats, lycées, casernes). ......................

Formulaire de gymnastique hygiénique de chambre.

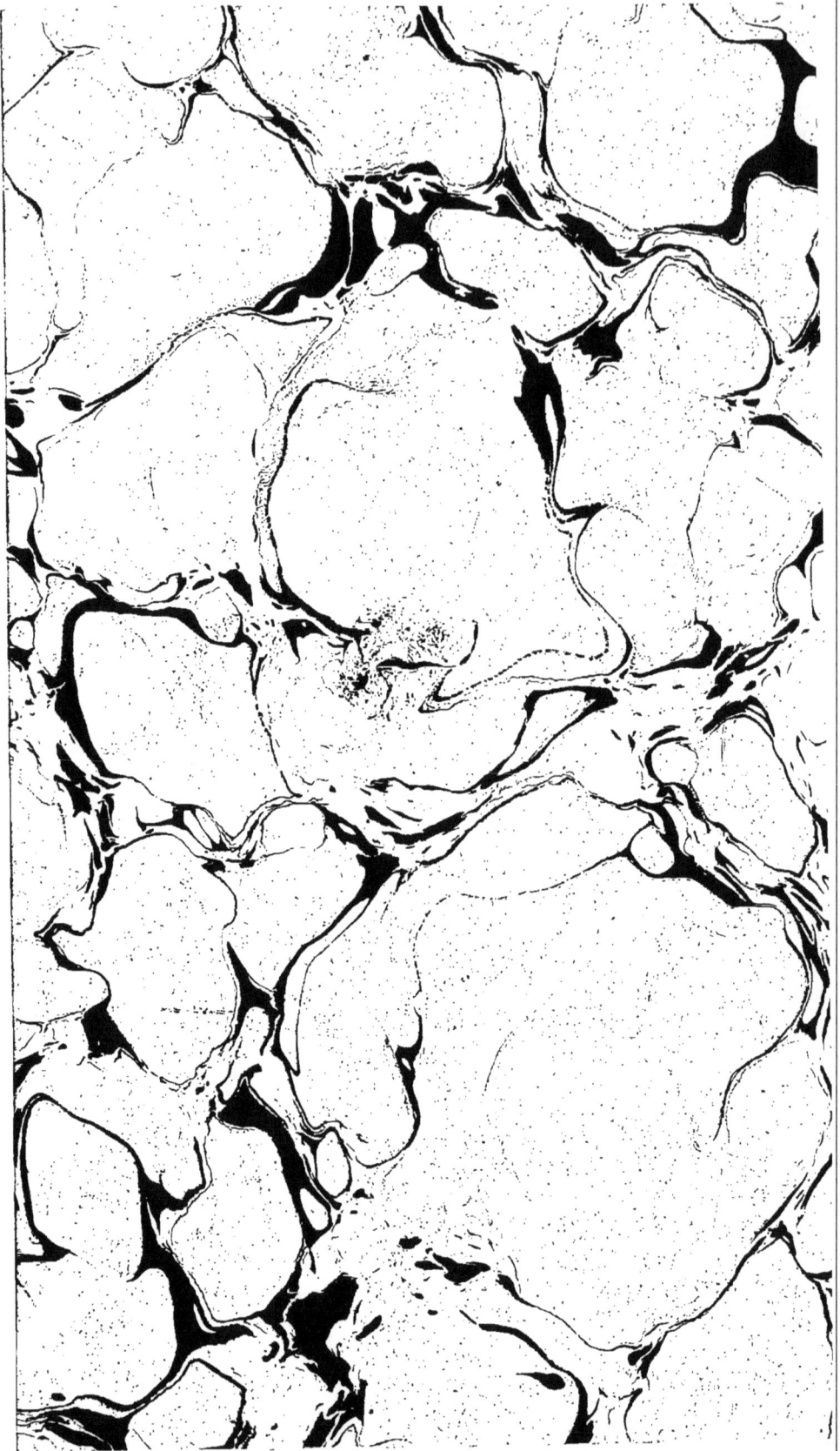

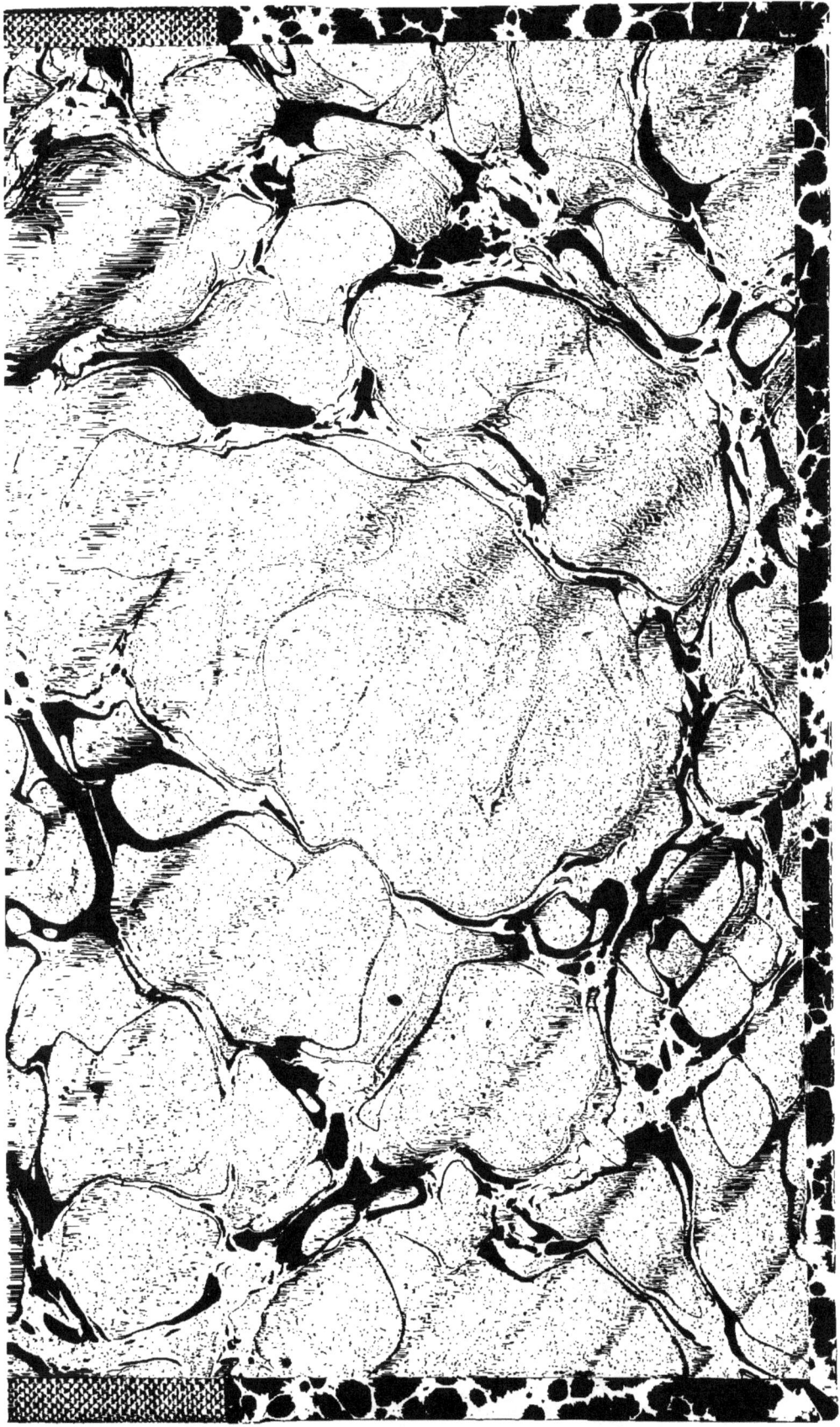

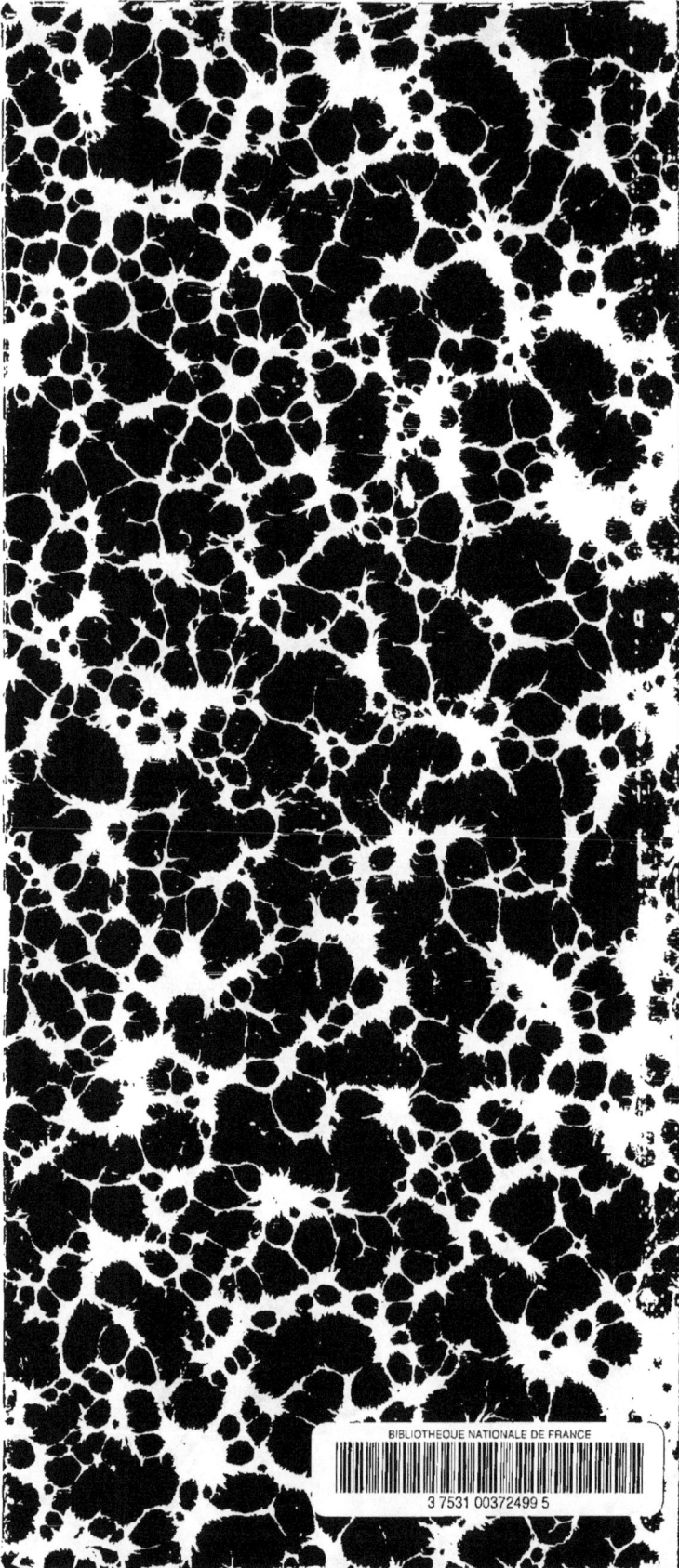

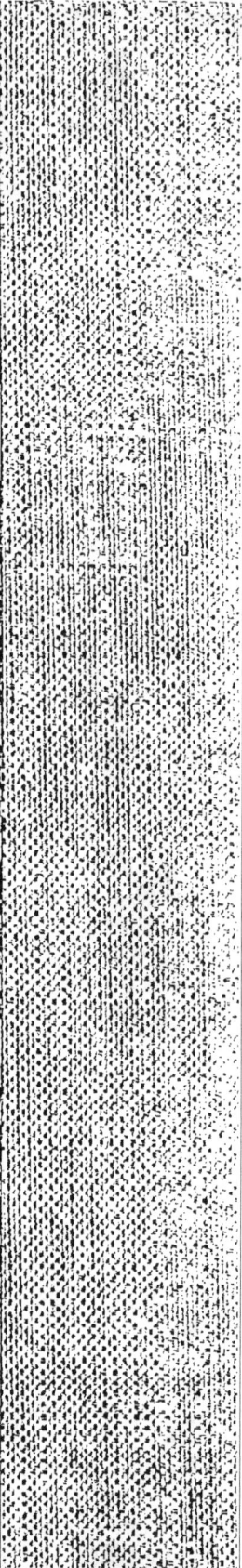

www.ingramcontent.com/pod-product-compliance
Lightning Source LLC
Chambersburg PA
CBHW062018200326
41519CB00017B/4831